V. STANGL · G. BAUMANN
Herausgeber

Kardiovaskuläre Notfälle bei Frauen

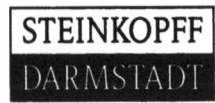

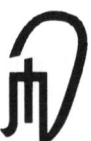

Priv.-Doz. Dr. med. Verena Stangl
Prof. Dr. med. Gert Baumann
Charité der Humboldt-Universität
Universitätsmedizin Berlin
Medizinische Klinik, mit Schwerpunkt
Kardiologie, Pneumologie, Angiologie
Schumannstr. 20/21
10117 Berlin, Germany

ISBN 978-3-7985-1488-1   ISBN 978-3-7985-1946-6 (eBook)
DOI 10.1007/978-3-7985-1946-6

Wir danken der DRK Rettungsdienste- u. Sozialdienste-Starkenburg GmbH, Darmstadt, für die freundliche Unterstützung bei der Gestaltung des Umschlagmotivs.

Dieses Werk ist urheberrechtlich geschützt. Die dadurch begründeten Rechte, insbesondere die der Übersetzung, des Nachdrucks, des Vortrags, der Entnahme von Abbildungen und Tabellen, der Funksendung, der Mikroverfilmung oder der Vervielfältigung auf anderen Wegen und der Speicherung in Datenverarbeitungsanlagen, bleiben, auch bei nur auszugsweiser Verwertung, vorbehalten. Eine Vervielfältigung dieses Werkes oder von Teilen dieses Werkes ist auch im Einzelfall nur in den Grenzen der gesetzlichen Bestimmungen des Urheberrechtsgesetzes der Bundesrepublik Deutschland vom 9. September 1965 in der jeweils geltenden Fassung zulässig. Sie ist grundsätzlich vergütungspflichtig. Zuwiderhandlungen unterliegen den Strafbestimmungen des Urheberrechtsgesetzes.

www.steinkopff.springer.de

© Springer-Verlag Berlin Heidelberg 2004
Ursprünglich erschienen bei Steinkopff Verlag Darmstadt 2004

Die Wiedergabe von Gebrauchsnamen, Handelsnamen, Warenbezeichnungen usw. in diesem Werk berechtigt auch ohne besondere Kennzeichnung nicht zu der Annahme, dass solche Namen im Sinne der Warenzeichen- und Markenschutz-Gesetzgebung als frei zu betrachten wären und daher von jedermann benutzt werden dürften.

Produkthaftung: Für Angaben über Dosierungsanweisungen und Applikationsformen kann vom Verlag keine Gewähr übernommen werden. Derartige Angaben müssen vom jeweiligen Anwender im Einzelfall anhand anderer Literaturstellen auf ihre Richtigkeit überprüft werden.

Verlagsredaktion: Sabine Ibkendanz – Herstellung: Holger Frey
Umschlaggestaltung: Erich Kirchner, Heidelberg
Satz: K + V Fotosatz, Beerfelden

Gedruckt auf säurefreiem Papier

INHALTSVERZEICHNIS

G. Baumann (Berlin)	Editorial: Frau und Mann: Mehr als der „kleine Unterschied" bei kardiovaskulären Krankheitsbildern in der Intensiv- und Notfallmedizin?	1
G. Vietzke, G. Baumann, V. Stangl (Berlin)	Therapie der kardialen Dekompensation in der Schwangerschaft, in der Intensiv- und Notfallmedizin	3
M. Laule, K. Stangl, G. Baumann, V. Stangl (Berlin)	Katheterinterventionelle und chirurgische Revaskularisation bei Frauen	12
E. Hoffmann, A. Gerth, S. Janko, A. Hahnefeld, U. Dorwarth, T. Remp, G. Steinbeck (München)	Herzrhythmusstörungen: Geschlechtsspezifische Unterschiede	17
M. Laule, G. Baumann, K. Stangl (Berlin)	Thrombose und Lungenembolie in der Schwangerschaft	23
U. Müller-Werdan (Halle)	Die Frau als Intensivpatientin: Sepsis, Beatmung, Sedierung	29
H. Halle (Berlin)	Peripartales Management bei herzkranken Schwangeren aus geburtshilflicher Sicht	33
H. Kern, M. Schenk, C. D. Spies, W. J. Kox (Berlin)	Peripartales Management herzkranker Frauen aus anästhesiologischer Sicht	37

EDITORIAL

G. Baumann

Frau und Mann: Mehr als der „kleine Unterschied" bei kardiovaskulären Krankheitsbildern in der Intensiv- und Notfallmedizin?

In den letzten Jahren zeichnet sich immer deutlicher ab, dass es eine Reihe von geschlechtsspezifischen Unterschieden hinsichtlich Entstehung, Verlauf, Klinik und Prognose von Herzerkrankungen gibt. Diese Unterschiede rasch zu erkennen und eine adäquate Versorgung einzuleiten ist besonders bei akuten Notfällen und in der Intensivmedizin von großer Bedeutung. Ein drastisches Beispiel stellt die höhere Infarktsterblichkeit der Frau dar, die mitunter darauf zurückzuführen ist, dass die Diagnose verzögert gestellt wird und therapeutische Maßnahmen später und seltener eingeleitet werden. Auch bei katheterintenterventionellen oder chirurgischen Revaskularisationsverfahren finden sich geschlechtsspezifische Unterschiede: insbesondere in Hinblick auf Akutkomplikationen scheinen Frauen in der Regel schlechter abzuschneiden als Männer.

Es gibt derzeit nur wenig medizinische Fachliteratur zu geschlechtsspezifischen Aspekten in der Intensiv- und Notfallmedizin und zum Management von herzkranken Frauen während der Schwangerschaft und der peripartalen Phase. Mit diesem Sonderband, der eine Artikelserie aus der Zeitschrift Intensivmedizin und Notfallmedizin zusammenfasst, möchten wir daher die klinisch relevanten Problemkomplexe bei der Betreuung von Patientinnen in solchen Intensiv- und Notfallsituationen näher beleuchten.

Eine intensivmedizinische Herausforderung ist die Betreuung herzkranker Frauen während der Schwangerschaft. Schon für die gesunde Frau stellt die Schwangerschaft mit ihren Veränderungen des Hormon- oder Flüssigkeitshaushaltes, der Gerinnung und der maternalen Zirkulation eine deutliche Belastung dar, bei vorbestehender Herzerkrankung kann es zu kardialer Dekompensation und lebensbedrohlichen Komplikationen kommen. Die Kenntnis der zugrundeliegenden hämodynamischen Konstellationen in Abhängigkeit von der zugrunde liegenden Herzerkrankung ist Voraussetzung für eine adäquate Therapie in der Schwangerschaft. Ein weiteres Problem des intensivmedizinischen Managements bei Herz- und Gefäßerkrankungen während der Schwangerschaft besteht darin, dass sowohl diagnostische (Strahlenbelastung) als auch therapeutische Maßnahmen (mögliche Teratogenität) nur begrenzt eingesetzt werden können.

Ein weiterer Artikel behandelt den Problemkreis der prokoagulatorischen Aktivierung während der Schwangerschaft mit den Komplikationen venöser Thrombosen und der akuten Lungenembolie, die durch eine hohe maternale Morbidität und Mortalität kompliziert ist. In dieser Übersicht werden die Möglichkeiten der Diagnostik, konsequenter Prophylaxe und adäquater Therapie venöser Thromboembolien in der Schwangerschaft dargestellt.

Sepsis und Herzrhythmusstörungen bilden weitere thematische Schwerpunkte. Bei der Sepsis gibt es Hinweise auf einen Überlebensvorteil von Frauen durch Unterschiede in der humoralen und zellulären Immunantwort, bei den Herzrhythmusstörungen finden sich deutliche Unterschiede in Inzidenz und Manifestationsform zwischen Männern und Frauen. Während z. B. bei Männern öfter das Wolff-Parkinson-White-Syndrom und Vorhofflimmern auftreten, finden sich bei Frauen häufiger AV-Knoten-Reentry-Tachykardien. Der plötzliche Herztod scheint dagegen bei Frauen seltener aufzutreten. Bessere Kenntnis der Unterschiede könnte in Zukunft eine ge-

---

Prof. Dr. Gert Baumann (✉)
Med. Klinik und Poliklinik
Universitätsklinikum Charité
der Humboldt-Universität
Schumannstr. 20/21
10098 Berlin, Germany

schlechtsspezifische Risikostratifizierung und Therapie ermöglichen.

Den Abschluss bildet ein Beitrag zum peripartalen Management herzkranker Frauen in der Anästhesie mit Darstellung der zu präferierenden Techniken und der Entwicklung von Algorithmen im Management dieser Risikopatientinnen.

Dies alles zeigt, dass die Kenntnis geschlechtsspezifischer Unterschiede in Symptomatik, Diagnostik, Therapie und Prognose im Management von Frauen mit lebensbedrohlichen Erkrankungen immer wichtiger wird. Gerade in der Spezialsituation der herzkranken Frau in der Schwangerschaft ist eine sehr enge interdisziplinäre Zusammenarbeit zwischen Intensivmedizinern/Kardiologen, Gynäkologen und Anästhesisten insbesondere während der peripartalen Phase unabdingbare Voraussetzung für eine optimale Betreuung solcher Risikopatientinnen. Wir möchten mit diesem Band der Bedeutung der klinischen Thematik Rechnung tragen.

G. Vietzke
G. Baumann
V. Stangl

Therapie der kardialen Dekompensation in der Schwangerschaft, in der Intensiv- und Notfallmedizin

Therapy for cardiac decompensation during pregnancy in intensive care and emergency medicine

■ **Summary** Heart diseases are the third most frequent cause of death for mothers during pregnancy. On the one hand, pregnancy-related cardiac diseases can occur as serious complications of pregnancy. On the other, pre-existing cardiac disease can influence the course of pregnancy and can lead to danger for mother and child. Pregnancy and the peripartal phase are associated with significant circulatory alterations that can elicit acute decompensation among women with heart disease. Exact knowledge of the basic hemodynamic ramifications of the cardiac disease in question is the prerequisite for satisfactory therapy of the patient. Intensive-care management is challenging, since both diagnostic procedures as well as drug therapy can be applied only to a limited degree under these conditions.

■ **Key words** Pregnancy – heart failure – intensive care

■ **Zusammenfassung** Herzerkrankungen sind die dritthäufigste mütterliche Todesursache während der Schwangerschaft. Zum einen können schwangerschaftsbedingte Herzerkrankungen als schwerwiegende Komplikationen der Schwangerschaft auftreten, zum anderen kann eine vorbestehende Herzerkrankung den Schwangerschaftsverlauf beeinflussen und zu einer Bedrohung für Mutter und Kind führen. Schwangerschaft und peripartale Phase gehen mit signifikanten zirkulatorischen Veränderungen einher, die bei vorbestehender Herzerkrankung eine akute Dekompensation induzieren können. Die genaue Kenntnis der zugrundeliegenden hämodynamischen Auswirkungen der Herzerkrankung ist somit Voraussetzung für die adäquate Betreuung und Therapie in der Schwangerschaft. Das intensivmedizinische Management ist dabei insofern erschwert, da sowohl diagnostische und therapeutische Maßnahmen nur begrenzt eingesetzt werden können.

Die Arbeit beschreibt therapeutische Möglichkeiten bei Vitien, Kardiomyopathien und Myokardinfarkt während der Schwangerschaft.

■ **Schlüsselwörter** Schwangerschaft – Herzerkrankung – Dekompensation – Intensivmedizin

Priv.-Doz. Dr. Verena Stangl (✉)
Gudrun Vietzke · Gert Baumann
Medizinische Klinik
mit Schwerpunkt Kardiologie, Angiologie
Pneumologie
Humboldt-Universität Berlin
Charité, Campus Mitte
Schumannstr. 20–21
10117 Berlin, Germany
Tel.: +49-30/450-513153
Fax: +49-30/450-513932
E-Mail: verena.stangl@charite.de

Einleitung

Herzerkrankungen sind die dritthäufigste mütterliche Todesursache während der Schwangerschaft. Zum einen können vorbestehende Herzerkrankungen, wie Herzklappenvitien, durch Anstieg von Plasmavolumen, Herzzeitvolumen (HZV) und Herzfrequenz in der Schwangerschaft dekompensieren, zum anderen können sich Herzerkrankungen erstmals während der Schwangerschaft manifestieren und die Schwangerschaft durch Erhöhung des maternalen sowie des fetalen Risikos komplizieren. Das intensivmedizinische Management ist erschwert, da sowohl diagnostische Verfahren (z.B. Vermeidung von Strahlenbelastung) als auch medikamentöse und interventionelle Therapieformen nur begrenzt eingesetzt werden können. Im folgenden sollen die wichtigsten Therapieprinzipien zur intensivmedizinischen Versorgung herzkranker schwangerer Patientinnen aufgezeigt werden.

Neben der Behandlung der hypertensiven Krise, der Dekompensation bei myogener Pumpschwäche und bei Vitien wird das Akutmanagement des Myokardinfarktes und das Vorgehen bei bradykarden und tachykarden Herzrhythmusstörungen in der Schwangerschaft besprochen. Die Therapie von Thrombosen und Lungenembolien während der Schwangerschaft behandelt ein gesonderter Beitrag in dieser Serie.

Hypertensive Krise

Hypertonie in der Schwangerschaft ist mit einer erhöhten mütterlichen und fetalen Morbidität und Mortalität assoziiert. Die schwangerschaftsunabhängige (vorbestehende) Hypertonie manifestiert sich per definitionem entweder schon vor der Schwangerschaft oder bis zur 20. Gestationswoche und kompliziert circa 1–5% der Schwangerschaften; die schwangerschaftsbedingte Hypertonie (≥140/90 mmHg) entwickelt sich de novo nach der 20. Gestationswoche und wird in 5–10% der Schwangerschaften beobachtet. In Abhängigkeit vom Vorliegen einer Proteinurie (>300 mg/24 h) unterscheidet man zwischen Gestationshypertonie (ohne Proteinurie) und Präeklampsie/Gestose (mit Proteinurie). Eine Pfropfgestose bezeichnet eine Präeklampsie, die sich auf eine chronische arterielle Hypertonie „aufgepfropft" hat. Neben der Proteinurie finden sich bei der Präeklampsie Ödeme, vor allem im Gesicht und an den Händen. Aufgrund der noch weitgehend unklaren Pathogenese der Eklampsie ist eine Prävention schwierig und konzentriert sich deshalb auf die Identifizierung und die engmaschige Beobachtung im Verlauf von Hochrisikopatienten. Die Behandlung sollte – insbesondere bei Vorliegen von Symptomen – bei diastolischen Blutdruckwerten über 90 mmHg beginnen [18]. Allerdings darf der Blutdruck nicht zu schnell gesenkt werden, um die plazentare Perfusion nicht zu sehr zu beeinträchtigen [18]. Die schwere symptomatische Hypertonie >170/110 mmHg erfordert eine sofortige aggressive Behandlung. Es kann nicht nur zu kardiovaskulären Komplikationen kommen – in gleicher Weise wie sie auch außerhalb der Schwangerschaft auftreten – sondern bei Präeklampsie/Gestose besteht darüberhinaus die Gefahr einer Eklampsie, eines hämolytisch-urämischen Syndroms oder eines HELLP (hemolysis, elevated liver enzymes, low platelets counts)-Syndroms. Deshalb ist bei Blutdruckwerten >170/110 mmHg eine stationäre Behandlung, gegebenenfalls unter intensivmedizinischen Bedingungen, erforderlich.

Alpha-Methyldopa (375–1500 mg/d) bleibt bei der Therapie von idiopathischer Hypertonie oder Präeklampsie das Medikament der ersten Wahl, da damit die meisten Erfahrungen vorliegen. Dihydralazin (30–300 mg/d p.o.; 2–20 mg/h i.v.) und β_1-selektive Betablocker (z.B. Metoprolol 50–200 mg/d) werden in zweiter Linie eingesetzt. Der Einsatz von Diuretika in der Schwangerschaft wird kontrovers diskutiert. In der Praxis werden Diuretika wenig zur Behandlung der Hypertonie eingesetzt unter der theoretischen Überlegung, dass sie unter Umständen das schon reduzierte Blutvolumen bei Frauen mit Präeklampsie weiter verringern. Es gibt jedoch keinen Hinweis dafür, dass niedrig dosierte Thiazide bei Frauen mit präexistierender Hypertonie schädlich sind und dass sie nicht während der Schwangerschaft weiter gegeben werden können [13]. ACE-Hemmer und AT_1-Antagonisten sind in der Schwangerschaft wegen des Risikos der Entwicklung einer fetalen Niereninsuffizienz und eines Oligohydramnions kontraindiziert [8, 63, 55].

Die hypertensive Krise in der Schwangerschaft kann mit dem Calciumantagonisten Nifedipin (Kapsel 5–10 mg p.o.), mit Dihydralazin (5 mg/20 ml NaCl 0,9% i.v.) oder Urapidil (6,25 mg i.v.), – unter Umständen auch als Dauerinfusion – behandelt werden. Bei Krampfbereitschaft ist Magnesiumsulfat das Mittel der Wahl (4 g Magnesiumsulfat in 20 ml NaCl 0,9% in 10–15 min i.v.). Calcium-Antagonisten sind allerdings in diesem Falle kontraindiziert, weil sie in Kombination mit Magnesiumsulfat zum schweren Blutdruckabfall führen können. Bei Auftreten einer Gestose ist die einzige mögliche kausale Therapie die rasche Beendigung der Schwangerschaft [18].

Dilatative/peripartale Kardiomyopathie

Das kongestive Herzversagen auf dem Boden einer Kardiomyopathie mit Lungenstauung/Lungenödem ist ein seltenes Ereignis in der Schwangerschaft. Entwickelt sich die Herzinsuffizienz innerhalb des letzten Monats der Schwangerschaft oder innerhalb der ersten fünf postpartalen Monate und fehlen Hinweise auf andere strukturelle Herzerkrankungen oder Virusinfektionen, so sprechen wir von einer peripartalen Kardiomyopathie. Die Inzidenz dieser Erkrankung liegt zwischen 1:1500 bis 1:15000 Schwangerschaften und ist mit einer 25–50%igen mütterlichen und fetalen Mortalität prognostisch ungünstig [15, 38, 45, 60, 69]. Aufgrund der Fulminanz des Krankheitsverlaufs ist eine intensivmedizinische Überwachung obligat. Das invasive hämodynamische Monitoring mittels Swan-Ganz-Katheter ist bei hämodynamischer Instabilität erforderlich; die Positionierung des Katheters kann unter Vermeidung von Röntgenstrahlung anhand der Druckkurvenmorphologie (bzw. gegebenenfalls auch unter echokardiographischer Kontrolle) erfolgen.

Bei noch stabiler hämodynamischer Situation sollten neben Allgemeinmaßnahmen wie Bettruhe mit Oberkörperhochlagerung, Sauerstoffgabe und Flüssigkeitsrestriktion die Medikamentengruppen, die eine prognostische und/oder symptomatische Besserung bewirken (Vasodilatatoren, Digoxin, Diuretika), eingesetzt werden [59]. Die Behandlung der Herzinsuffizienz in gravididate unterscheidet sich vom normalen Vorgehen jedoch insofern, dass wesentliche Therapiesäulen wie ACE-Hemmer, AT_1-Antagonisten und Spironolacton wegen des Risikos einer fetalen Niereninsuffizienz und eines Oligohydramnions [8, 39, 63] kontraindiziert sind. Kompromisshaft kann zur Vor- und Nachlastsenkung die Kombination aus Hydralazin und Nitraten gegeben werden [12]. Nitrate, Betablocker, Digoxin und Diuretika können mit den entsprechenden Caveats (Reduktion des uterinen Blutflusses unter zu hohen Diuretika-Dosen, Wehenauslösung unter β-Blockern) verabreicht werden.

In der Therapieeskalation kommen bei akuter kardialer Dekompensation während der Schwangerschaft Nitrate (4–6 mg/h) und Schleifendiuretika intravenös zum Einsatz. Nitroprussid-Natrium, das außerhalb der Schwangerschaft schnell und gut steuerbar zur Vor- und Nachlastsenkung genutzt werden kann, wurde zwar kasuistisch in gravididate verabreicht [65], sollte aber wegen des Risikos der fetalen Zyanidvergiftung [58] als ultima ratio gesehen werden. Ähnliches gilt für Phosphodiesterasehemmer wie Enoximon oder Milrinon: Es liegen zwar keine Hinweise auf Embryotoxizität vor, aber es gibt nur wenig Erfahrungen und keine kontrollierten Studien zur Anwendung bei schwangeren Frauen. Das schnelle Abstillen post partum ist eine wesentliche therapeutische Maßnahme, damit das volle therapeutische medikamentöse Armamentarium für die Mutter zur Verfügung steht.

Bei zunehmender hämodynamischer Instabilität bis hin zum kardiogenen Schock kommt der therapeutische Einsatz von Katecholaminen wie Dobutamin oder Dopamin zum Tragen. Ist die hämodynamische Situation dennoch nicht zu stabilisieren, ist der Einsatz einer intraaortalen Ballonpumpe (IABP) [33] oder die Implantation von Assist-Systemen [31] zu erwägen. Kasuistisch wurden von Herztransplantationen während der Schwangerschaft als ultima ratio berichtet [9, 20].

Nicht vergessen werden sollte, vor allem bei der peripartalen Kardiomyoapthie, die in 50% der Fälle durch thromboembolische Ereignisse kompliziert wird, die Durchführung einer effektiven Antikoagulation; präpartal mit Heparin, postpartal mit Kumarinderivaten [17, 70].

Volumenbelastung des Herzens

■ Mitralinsuffizienz

Frauen mit vorbestehender Mitralinsuffizienz entwickeln relativ selten Komplikationen während der Schwangerschaft. Der Abfall des systemarteriellen Widerstandes während des 2. und 3. Trimenons [42], der das Therapieprinzip der Nachlastsenkung bei Mitralinsuffizienz natürlicherweise unterstützt, die Zunahme der Herzfrequenz [10] und des zirkulierenden Blutvolumens [54] führen eher zu einer Abnahme der Regurgitationsfraktion. Kommt es – bei bereits eingeschränkter Pumpfunktion – dennoch zu einer Dekompensation mit Lungenstauung, gelten während der Schwangerschaft die gleichen Therapieprinzipien wie schon unter dem Absatz Kardiomyopathie aufgeführt.

Die Entstehung einer akuten Mitralinsuffizienz während der Schwangerschaft ist sehr selten. Kasuistisch wird über Papillarmuskelabrisse mit konsekutiv schwerer Mitralinsuffizienz im Rahmen von Myokardinfarkten berichtet, eine lebensbedrohliche Komplikation, die schnellstmöglichst operativ korrigiert werden muss [29].

■ Aortenklappeninsuffizienz

Ursächlich kann eine rheumatisch oder bakteriell bedingte Endokarditis in der Vorgeschichte oder selten auch ein Marfan-Syndrom zugrundeliegen. Wie die Mitralinsuffizienz wird auch die chronische Aortenklappeninsuffizienz in der Schwangerschaft meist gut toleriert. Die Abnahme des systemvaskulären Widerstandes durch beispielsweise Freisetzung von Prostaglandinen im Verlauf der Schwangerschaft wirkt sich hämodynamisch eher günstig aus. Die Reduktion des systemischen Widerstandes erreicht während des 2. und 3. Trimenons der Schwangerschaft ihr Maximum, also zu einem Zeitpunkt, wo auch Volumenbelastung und HZV-Zunahme am stärksten ausgeprägt sind. Diese hämodynamische Konstellation beugt einer akuten Linksherzdekompensation im Allgemeinen vor. Zur Dekompensation kommt es meist nur, wenn die linksventrikuläre Funktion bereits deutlich eingeschränkt ist oder wenn sich die Aorteninsuffizienz akut entwickelt hat. Bei neu aufgetretener Aorteninsuffizienz in graviditate muss auch an eine Aortendissektion gedacht werden, die durch schwangerschaftsbedingte Veränderungen der Gefäßwand bei Risikopatientinnen entstehen kann [1, 21, 53]. Die hämodynamische Problematik der akuten Aorteninsuffizienz ist die erhebliche Volumenbelastung des nicht adaptierten linken Ventrikels. In schweren Fällen kommt es durch Abfall des diastolischen Aortendruckes und massivem Anstieg des linksventrikulären Füllungsdruckes zu einer kritischen Abnahme der Koronarperfusion. Im kompensierten Stadium steht therapeutisch die konsequente Nachlastsenkung mit Nitraten/Hydralazin im Vordergrund. Als einziges Vitium profitiert die Aorteninsuffizienz von einer Herzfrequenzsteigerung, da durch Verkürzung der Diastolendauer die linksventrikulären Drücke weniger ansteigen. Bei schwerer Insuffizienz kann daher überbrückend eine passagere Schrittmachertherapie mit Frequenzanhebung (z.B. 90/min) unter physiologischer Stimulationsform (z.B. AAI, DDD) von Nutzen sein. Bei Nichtstabilisierbarkeit der Patientin kann zur kurzfristigen Überbrückung der Zeit bis zum dann notwendigen operativen Klappenersatz eine maximale Nachlastsenkung mit hochdosierter intravenöser Nitratgabe, in Einzelfällen – unter Inkaufnahme potentieller teratogener Nebenwirkungen – mit Nitroprussidnatrium erfolgen. Kasuistisch wird über operative Klappenersätze während der Schwangerschaft bei bakterieller Endokarditis [30], bei akuter Aortendissektion (Marfan-Syndrom) [22] oder wegen eines Aortenaneurysmas mit akut auftretender Aortenklappeninsuffizienz berichtet. Intraoperativ wurden Vorteile durch Einsatz einer nonpulsativen Herzpumpe dokumentiert [35].

Druckbelastung des Herzens

Mitralstenose

Die Schwangerschaft ist eine typische Auslösesituation für akute Dekompensationen auf dem Boden einer Mitralstenose: der Anstieg des Herzzeitvolumens, die Zunahme der Herzfrequenz und des intravaskulären Blutvolumens im Verlauf der Schwangerschaft (mit einem Maximum in der 28.–32. Schwangerschaftswoche) führen zu einer Zunahme des diastolischen Druckgradienten. Konsekutiv steigt der linksatriale Druck mit Gefahr der pulmonalvenösen Kongestion. Besonders problematisch ist in dieser Situation ein Herzrhythmuswechsel in Vorhofflimmern, bei dem der inadäquate Anstieg der Herzfrequenz die Diastolendauer weiter verkürzt, den Gradient exponentiell ansteigen lässt, so dass es binnen kurzem zum Lungenödem kommen kann.

Bei (drohender) Dekompensation auf dem Boden einer Mitralstenose ist die Herzfrequenzsenkung erstes Therapieziel. Diese kann durch die Gabe von Digitalis und/oder Betablockern erreicht werden [2, 56]. Vor allem kardioselektive Beta-Blocker, wie Metoprolol [58], Bisoprolol oder – mit Einschränkung – Atenolol [41], die den Vorteil der geringeren Wehenauslösung haben, werden während der Schwangerschaft präferentiell eingesetzt. Die Dosisanpassung erfolgt entsprechend der klinischen Symptomatik der Patientin mit einer Zielfrequenz, die im niedrignormalen Bereich (Kammerfrequenz um 60/min in Ruhe) liegen sollte. Fetale Komplikationen unter Beta-Blockade sind selten, in sehr hohen Dosen wurden intrauterine Bradykardien und fetale Hypoglykämien beschrieben [28, 58]. Bei Rhythmuswechsel von Sinusrhythmus in eine Tachyarrhythmie, die zu rascher Dekompensation führen kann, ist die elektrische Kardioversion indiziert. Diese erfolgt in der Schwangerschaft mit niedrigerer Energie (50–100 J) und kann ohne Probleme für den Fetus durchgeführt werden [71].

Bei Lungenstauung oder Vorliegen einer sekundären Rechtsherzinsuffizienz mit Ödemen und Halsvenenstauung sollte zusätzlich zum basalen Prinzip der Herzfrequenzsenkung eine Vorlastsenkung mit Nitraten oder/und Schleifendiuretika durchgeführt werden. Hierbei muss die maternale Bedrohung durch die Lungenstauung gegen die mögliche Diuretika-induzierte Verschlechterung der uteroplazentaren Durchblutung abgewogen werden.

Die Gefahr des Lungenödems ist zwischen der 28. und 32. Schwangerschaftswoche am größten, weil in dieser Zeitspanne der Anstieg von HZV, Herzfrequenz und Plasmavolumen am höchsten sind. Eine weitere Gefährdungsphase ist die Zeit kurz nach der Entbindung: infolge der postpartalen Volumenverschiebung durch Entlastung der Vena cava inferior-Kompression sowie durch das erhöhte Volumenangebot bei plazentarer und uteriner Kontraktion. Die Zunahme des intravaskulären Volumens wird durch den Blutverlust (ca. 500 ml) bei einer vaginalen Entbindung und ca. 1000 ml bei einer Sectio cesarea in der Regel egalisiert [50]. Der Anstieg der Herzfrequenz erreicht 5–15 Minuten postpartal sein Maximum und kann – verursacht durch weitere Verkürzung der diastolischen Füllungszeit – die hämodynamische Situation in Form einer Stauungszunahme im kleinen Kreislauf aggravieren. Ein invasives hämodynamisches Monitoring mittels Swan-Ganz-Katheter ist daher bei Frauen mit kritischer Mitralstenose und beginnender Dekompensation in der peripartalen Phase zu erwägen [50].

Bei medikamentös nicht zu stabilisierenden Patientinnen sind interventionelle Notfalleingriffe zu diskutieren. Mitralklappenballonvalvuloplastien sind erfolgreich in der Schwangerschaft mit niedrigem maternalen und akzeptablem fötalen Risiko durchgeführt worden [3, 4, 19, 52]. Die Strahlenexposition kann durch abdominelle Abschirmung sowie Verkürzung der Expositionszeit durch verbesserte Technik (Einsatz des Inoue-Ballon, Vermeidung der linksventrikulären Angiographie, Einsatz der transösophagealen Echokardiographie) minimiert werden [25, 46, 62]. Da die meisten jungen Frauen keine, das Interventionsrisiko erhöhende Klappenkalzifikationen aufweisen, ist die Komplikationsrate niedrig. Chirurgische Mitralklappeninterventionen wie offene Mitralklappenkommissurotomie oder Mitralklappenersatz [3, 62] sind wegen der Notwendigkeit einer extrakorporalen Zirkulation mit einer hohen fetalen Mortalität assoziiert und sollten deshalb nur als ultima ratio in der Schwangerschaft durchgeführt werden.

Eine lebensbedrohliche Komplikation stellt die Klappenthrombose bei prothetischem Mitralklappenersatz während der Schwangerschaft dar. In Anbetracht der potentiell embryotoxischen Wirkungen der oralen Antikoagulantien (ca. 5%) wird die Thromboembolieprophylaxe während des ersten Trimenons der Schwangerschaft vielerorts mit Heparin durchgeführt, da dies nicht die Plazenta passiert. Alle Heparinschemata sind jedoch mit einer höheren mütterlichen Komplikations- und Todesrate verbunden [6, 27, 40]. Kasuistisch wird über erfolgreiche Thrombolysen von thrombosierten Mitralklappenprothesen während der Schwangerschaft berichtet [26, 48].

■ Aortenstenose

Wegen der mechanisch bedingten Fixierung des Herzzeitvolumens kommt es während der Schwangerschaft durch Zunahme des Blutvolumens und der Herzfrequenz sowie durch den schwangerschaftsbedingten Abfall der systemvaskulären Widerstände zu einem Anstieg des transvalvulären Gradienten an der Aortenklappe. Folgen sind Verschlechterung des Vitiums mit zunehmender Druckbelastung des linken Ventrikels und konsekutiven Rückstau in den kleinen Kreislauf. Bei höhergradiger Aortenstenose wirkt sich der Herzfrequenzanstieg besonders ungünstig aus, da durch Verkürzung der Diastolendauer die Koronarperfusion kritisch reduziert werden kann. Subendokardiale Ischämien bis hin zur myokardialen Insuffizienz mit therapierefraktären Rhythmusstörungen sind möglich [56].

Kommt es während der Schwangerschaft bei hochgradiger Aortenstenose zur Dekompensation, stehen meist zunehmende Thoraxschmerzen bei eingeschränkter Koronarreserve sowie Luftnot bei Lungenstauung oder Lungenödem im Vordergrund der Symptomatik. Therapeutisch sollte deshalb in erster Linie eine vorsichtige Herzfrequenzsenkung angestrebt werden. Neben der absoluten körperlichen Schonung erfolgt dies am besten mit β_1-selektiven Blockern wie Metoprolol in niedrigen Dosierungen (1–3 mg i.v.). Die gute Steuerbarkeit ist ein Argument für den Einsatz von Esmolol in dieser Situation (intravenöse Dauerinfusion 20–30 µg kg^{-1} min^{-1}) [24]. Bei pulmonalvenöser Kongestion kommen zusätzlich Schleifendiuretika zum Einsatz (siehe Mitralstenose). Nachlastsenkung führt zur Verstärkung des Druckgradienten im linksventrikulären Ausflusstrakt und sollte nur sehr vorsichtig vorgenommen werden (z.B. bei hypertensiver Ausgangslage). Kommt es zur hämodynamischen Destabilisierung durch plötzlichen Rhythmuswechsel von Sinusrhythmus in tachykardes Vorhofflimmern, ist eine rasche Regularisierung durch elektrische Kardioversion mandatorisch, da bei Aortenstenose – ähnlich der Situation bei Mitralstenose – die Verkürzung der Diastolendauer deletäre hämodynamische Auswirkungen haben kann.

Ist trotz Ausschöpfung aller konservativen medikamentösen Möglichkeiten keine hämodynamische Stabilisierung zu erreichen, ist eine Ballonvalvuloplastie zu erwägen [56]; ist dies aus klinischen oder logistischen Gründen nicht möglich, muss ein operativer Klappenersatz erfolgen.

■ Hypertrophe obstruktive Kardiomyopathie (HOCM)

Die HOCM ist eine genetisch bedingte Herzmuskelerkrankung mit septumbetonter symmetrischer oder asymmetrischer linksventrikulärer Hypertrophie. Pathophysiologisch steht die dynamische linksventrikuläre Ausflussbahnobstruktion im Vordergrund. Die Zunahme des zirkulierenden Blutvolumens sowie des Schlagvolumens im Verlauf der Schwangerschaft kann vorteilhaft sein, da der linke Ventrikel dadurch kompensatorisch dilatiert. Dies führt häufig zu einer Abnahme des Druckgradienten im linksventrikulären Ausflusstrakt. Andererseits kann die schwangerschaftsbedingte Senkung des periphervaskulären Widerstands eine Erhöhung des intraventrikulären Druckgradienten nach sich ziehen. Ähnlich ungünstig wirkt sich die Vorlastsenkung durch graviditätsinduzierte Cavakompression aus. Die Therapie basiert auf der Senkung der Myokardkontraktilität und Herzfrequenz durch β_1-selektive Beta-Blocker, wie Metoprolol oder ersatzweise durch Calciumantagonisten vom Verapamil-Typ. Bei Versagen der konservativen Therapie ist die passagere Schrittmacherstimulation im VVI-Modus oder im DDD-Modus mit echokardiographisch optimiertem AV-Intervall sowie eine katheterinterventionelle Septumablation in ausgewiesenen Zentren zu diskutieren. Bei hämodynamisch bedeutsamer Tachykardie durch Blutverlust, z.B. bei der Geburt, sollte dieser umgehend ausgeglichen werden. Zur Vermeidung einer Lungenstauung empfiehlt sich bei Frauen mit HOCM während der Geburt das Sitzen in aufrechter Position. Es können auch 20–40 mg Furosemid i.v. zu Beginn der Wehen verabreicht werden. Die Entbindung ist unter engmaschiger kardiologischer Überwachung durchzuführen. β_2-Mimetika zur Tokolyse sind zu vermeiden, alternativ kann der Oxytocinantagonist Atosiban (Tractocile®) verabreicht werden, der kaum hämodynamische Veränderungen induziert. Bei leicht- bis mittelgradiger Obstruktion des Ausflusstraktes ist meist eine Entbindung per vias naturales möglich, allerdings sollte eine effektive Analgesie und gegebenenfalls unterstützte Entbindung erfolgen, um einer sympathischen Aktivierung mit konsekutiver Erhöhung des Druckgradienten im linksventriukulären Ausflusstrakt vorzubeugen.

Bei schwerer Obstruktion ist eine sectio cesarea indiziert. In diesem Fall kann ein invasives hämodynamisches Monitoring peripartal sinnvoll sein, um einen Anstieg des kapillären Verschlussdruckes frühzeitig zu erfassen und zu behandeln [64].

Herzrhythmusstörungen

■ Tachykarde Herzrhythmusstörungen

Supraventrikuläre Tachykardien sind die häufigsten Herzrhythmusstörungen in der Schwangerschaft. Therapie der ersten Wahl sind vagale Manöver (z.B. Carotisdruckmassage), die durch parasympathische Stimulation zu einer Leitungsverzögerung im AV-Knoten und zu einer Beendigung der Tachykardie führen können. Gelingt dies nicht, ist die intravenöse Gabe von Adenosin (9–12 mg), das nur eine Halbwertzeit von wenigen Sekunden hat, als Akutmassnahme geeignet. Zur Langzeitbehandlung und Rezidivprophylaxe werden β_1-selektive Betablocker empfohlen [66]. Eine Alternative mit Caveats stellen Klasse-Ic-Antiarrhythmika oder Sotalol dar [66]. Kasuistisch sind auch Flecainid und Encainid erfolgreich während der Schwangerschaft eingesetzt worden [23], wobei dies unter intensivmedizinischen Bedingungen erfolgen sollte. Für die meisten Antiarrhythmika sind im therapeutischen Dosisbereich keine embryotoxischen Effekte beim Menschen beschrieben, allerdings sind viele im Tierversuch teratogen.

Bei Vorhofflimmern während der Schwangerschaft können β_1-selektive Blocker, Calcium-Antagonisten vom Verapamiltyp und/oder Digitalis zur Frequenzkontrolle eingesetzt werden. Bei instabiler Hämodynamik ist eine rasche elektrische Kardioversion mit 50–100 Joule in Kurznarkose indiziert [7, 66, 71]. Bei besser tolerierter Tachyarrhythmie ist auch eine medikamentöse Konversion mit Chinidin, Klasse Ia, Klasse-Ic-Antiarrhythmika und Sotalol möglich [11, 56]; bei Vorhoftachykardie im Rahmen des Wolff-Warkinson-White-Syndroms auch mit Ajmalin oder Procainamid zu erwägen [36, 47].

Ventrikuläre Tachykardien können während der Schwangerschaft mit Ajmalin, Lidocain oder Procainamid behandelt werden [11, 56]. Amiodaron ist wegen der Gefahr neonataler Schilddrüsenfunktionsstörungen kontraindiziert [55, 56]. Zur Langzeittherapie eignen sich β_1-selektive Blocker oder alternativ Klasse-I-c-Antiarrhythmika sowie Sotalol [50]. Geht die Tachykardie mit Kreislaufinstabilität bzw. konsekutiver kardialer Dekompensation einher, ist eine sofortige elektrische Kardioversion mit 50–100 J durchzuführen [7, 66]. Bei vital bedrohlichen Tachykardien, bei Synkopen oder gar bei überlebtem plötzlichen Herztod ist die Indikation zur Implantation eines Cardioverters/Defibrillators auch in der Schwangerschaft gegeben [49, 56, 66].

■ Bradykarde Herzrhythmusstörungen

Bradykarde Herzrhythmusstörungen während der Schwangerschaft sind eher selten. Passagere Sinusbradykardien oder AV-Blockierungen können mit Atropin (z.B. 0,5 mg) oder Orciprenalin (0,25–0,5 mg) überbrückt werden, bisweilen wird ein passageres Pacing (Katheterpositionierung unter EKG- und Echokontrolle) nötig [16]. Bei permanenten, therapiepflichtigen bradykarden Herzrhythmusstörungen können in der Schwangerschaft unter echokardiographischer Kontrolle chronische Schrittmachersysteme implantiert werden [32, 66].

Myokardinfarkt

Die Prävalenz der koronaren Herzerkrankung bei Frauen nimmt zu. In der Schwangerschaft bekommt dies durch Zunahme der Schwangerschaften im höheren Alter, allgemeine Erhöhung des kardiovaskulären Risikoprofils der Schwangeren (langjähriger Nikotinabusus, arterielle Hypertonie, Adipositas, familiäre Hypercholesterinämie) sowie auch vermehrte Schwangerschaften von Typ-I-Diabetikerinnen Beachtung. Seltene Gründe für eine koronare Herzerkrankung sind entzündliche Erkrankungen und kongenitale Koronaranomalitäten. Die Inzidenz von Myokardinfarkten während der Schwangerschaft beträgt von 1:10000 bis 1:30000 [57].

Hauptursachen für eine Myokardischämie in der Schwangerschaft sind neben einer Plaqueruptur mit Freisetzung thrombogenen Materials und konsekutivem thrombotischen Verschluss der Koronararterie spontane Koronardissektionen durch hormonell bedingte strukturelle Veränderungen der Gefäßwand [34], Embolien aus der Plazenta, Koronarspasmen [37], Präeklampsie, Einsatz von Oxytozin als Vasokonstriktor [50] sowie die prokoagulatorische Aktivierung. Seltene Ursachen während der Schwangerschaft sind (Takayasu-)Arteriitis, systemischer Lupus erythematodes, Antiphospholipidsyndrom, fibromuskuläre Dysplasie [44], Kokainmissbrauch, linksatriales Myxom oder Endokarditis [50]. Zwei Drittel der Myokardinfarkte treten während des 3. Trimenons und peripartal auf und sind mit einer hohen Mortalität assoziiert.

Bei klinischem und/oder elektrokardiographischem Verdacht auf einen akuten Infarkt sollte – wenn möglich – schnell eine invasive Diagnostik erfolgen. Die sonst übliche Labordiagnostik ist bei peripartal auftretenden Thoraxschmerzen erschwert, da die Creatinkinase (CK) und CKMB-Konzentrationen aufgrund der Freisetzung aus dem Myometrium diagnostisch fehlweisend sein können [50]. Der primären perkutanen transluminalen Koronarangioplastie (PTCA), gefolgt von einer Stentimplantation, kommt in der Therapie eine entscheidende Rolle zu [14, 50]. Alternativ kann auch in der Schwangerschaft eine Thrombolyse durchgeführt werden. Hinweise für teratogene Effekte der Thrombolytika gibt es nicht, allerdings wurde in einer kleineren Serie gehäuft mütterliche Blutungen und eine circa 6%ige Abortrate beschrieben [68].

Die weitere medikamentöse Therapie des Myokardinfarktes in der Schwangerschaft umfasst β_1-selektive Betablocker, Nitrate und niedrigdosiertes Aspirin als Thrombozytenaggregationshemmer, wobei Acetylsalicylsäure in Dosen von 500 mg oder mehr im letzten Trimenon wegen der Hemmung der Prostaglandinsynthese sowie der erhöhten Blutungsbereitschaft des Feten kontraindiziert ist [58]. Über die Effekte von Ticlopidin als Thrombozytenaggregationshemmer und zum Einsatz von ADP-Hemmern (z. B. Clopidogrel) oder GP-II b/III a-Antagonisten während der Schwangerschaft liegen keine Daten vor. Die Therapie der akuten Linksherzdekompensation als Folge myogener Pumpschwäche oder Mitralinsuffizienz bei Papillarmuskelnekrose in der Schwangerschaft wurde bereits in den Kapiteln Kardiomyopathie und Mitralinsuffizienz beschrieben.

Zusammenfassung

Vorbestehende Herzerkrankungen wie Herzklappenvitien können durch Zunahme von Plasmavolumen, Herzzeitvolumen und Herzfrequenz in der Schwangerschaft dekompensieren. Weiterhin können sich Herzerkrankungen erstmals während der Schwangerschaft manifestieren und die Schwangerschaft durch Erhöhung des maternalen sowie des fetalen Risikos komplizieren. Eine enge interdisziplinäre Zusammenarbeit zwischen Kardiologen, Intensivmedizinern, Gynäkologen und Anästhesisten ist für das optimale Management von kardiovaskulären Komplikationen während der Schwangerschaft daher von großer Bedeutung.

Literatur

1. Anderson RA (1994) Aortic dissection in pregnancy: importance of pregnancy-induced changes in the vessel wall and bicuspid aortic valve in pathogenesis. Br J Obstet Gynecol 101:1085–1088
2. Al Kasab SM, Sabag T, Al Zaibag M, Awaad M, Al Bitar I, Halim MA, Abdulla MA, Shahed M, Rajendran V, Sawyer W (1990) β-adrenic blockade in the managment of pregnant women with mitral stenosis. Am J Obstet Gynecol 163:37–40
3. Barbosa PJ, Lopes AA, Feitosa GS, Almeida RV, Silva RM, Brito JC, Duarte MLK, Almeida AJ (2000) Prognostic factors of rheumatic mitral stenosis during pregnancy and puerperium. Arq Bras Cardiol 75(3):215–224
4. Baron F, Zottoli E, Hill WC (2002) Percutaneous ballon mitral valvuloplasty during a twin gestation. South Med J 95:358–359
5. Bolte AC, van Geijn HP, Dekker GA (2001) Pharmacological treatment of severe hypertension in pregnancy and the role of serotonin (2)-receptor blockers. Eur J Obstet Gynecol Reprod Biol 95:22–36
6. Bonow RO, Carabello B, de Leon AC Jr et al (1998) Guidelines for the management of patients with valvular heart disease: executive summary. A report of the American College of Cardiology/American Heart Association task force on practice guidelines. Ciculation 98:1949–1984

7. Brown O, Davidson N, Palmer J (2001) Cardioversion in the third trimester of pregnancy. Aust N Z J Obstet Gynaecol 41:241-242
8. Buttar HS (1997) An overview of the influence of ACE inhibitors on fetal-placental circulation and perinatal development. Mol Cell Biochem 176:61-71
9. Cavalho AC, Almeida D, Cohen M, Lima V, Moura L, Buffolo E, Martinez EE (1992) Successful pregnancy, delivery and puerperium in a heart transplant patient with previous peripartum cardiomyopathy. Eur Heart J 13:1589-1591
10. Clapp JF, Seaward BL, Sleamaker RH, Hiser J (1988) Maternal physiologic adaptation to early human pregnancy. Am J Obstet Gynecol 159:1456-1460
11. Clapp JF, Seaward BL, Sleamaker RH, Hiser J (1988) Maternal physiologic adaptation to early human pregnancy. Am J Obstet Gynecol 159:1456-1460
12. Cohn NJ, Johnson G, Ziesche S, Cobb F, Francis G, Tristani F, Smith R, Dunkman WB, Loeb H, Wong M et al (1991) A comparison of enalapril with hydralazine and isosorbide dinitrate in the treatment of chronic congestive heart failure. N Engl J Med 325:303-310
13. Collins R, Yusuf S, Peto R (1985) Overview of randomised trials of diuretics in pregnancy. Br Med J Clin Res Ed 290:17-23
14. Craig S, Ilton M (1999) Treatment of acute myocardial infarction in pregnancy with coronary artery balloon angioplasty and stenting. Aust NZJ Obstet Gynaecol 39:194-196
15. Cunningham FG, Pritchard JA, Hankins GD, Anderson PL, Lucas MJ, Armstrong KF (1986) Peripartum heart failure: idiopathic cardiomyopathy or compounding cardiovascular events? Obstet Gynecol 67:157-168
16. Dalvi BV, Chaudhuri A, Kulkarni HL, Purushottam KA (1992) Therapeutic guidelines for congenital heart block presenting in pregnancy. Obstet Gynecol 79:802-804
17. Demarkis JG, Rahimtoola SH, Sutton GC, Meadows WR, Szanto PB, Tobin JR, Gunnar RM (1971) Natural course of peripartum cardiomyopathy. Circulation 44:1053-1061
18. Deutsche Liga zur Bekämpfung des hohen Blutdrucks e.V. 4. Auflage (1999) Hochdruck in der Schwangerschaft und Stillperiode
19. Desai DK, Adanlawo M, Naidoo DP, Moodley J, Kleinschmidt I (2000) Mitralstenosis in pregnancy: a four-year experience at King Edward VIII Hospital, Durban, South Africa. BJOG 107:953-958
20. Dhalla N, Fitzgerald M, Khaghani A, Radley-Smith R, Yacoub MH (1987) Heart transplantation for peripartum cardiomyopathy. Lancet 2:1024
21. Elkayam U, Ostrzega E, Shotan A, Mehra A (1995) Cardiovascular problems in pregnant women with the Marfan syndrome. Ann Intern Med 123:117-122
22. Fabricius AM, Autschbach R, Doll N, Mohr W (2001) Acute aortic dissection during pregnancy. Thorac Cardiovasc Surg 49:56-57
23. Fagih B, Sami M (1999) Safety of antiarrhythmics during pregnancy: case report and review of the literature. Can J Cardiol 15:113-117
24. Fairley CJ, Clarke JT (1995) Use of esmolol in a parturient with hypertrophic obstructive cardiomyopathy. Br J Anaesthesia 75:801-804
25. Fawzy ME, Kinsara AJ, Stefadouros M, Hegazy H, Kattan H, Chaudhary A, Williams E, Al Halees Z (2001) Long-Term outcome of mitral ballon valvulotomy in pregnant women. J Heart valve Dis 10:153-157
26. Fleyfel M, Bourzoufi K, Huin G, Subtil D, Puech F (1997) Recombinant tissue type plasminogen activator treatment of thrombosed mitral valve prosthesis during pregnancy. Can J Anaesth 44:735-738
27. Gohlke-Bärwolf C (2001) Antikoagulation in graviditate und post partum bei Vitien, Thrombosen oder Vorhofflimmern: fötale Bedrohung versus maternelle Thrombembolie. Z Kardiol 90(Suppl 4):49-56
28. Habib A, McCarthy JS (1977) Effects on the neonate of propranolol administered during pregnancy. J Pediatr 91:808-811
29. Hagay ZJ, Weissmann A, Geva D, Snir E, Caspi A (1995) Labor and delivery complicated by acute mitral regurgitation due to ruptured chordae tendineae. Am J Perinatol 12:111-112
30. Hautman GD, Sherman SJ (1996) Spontaneous bacterial endocarditis and aortic valve replacement complicating pregnancy. Int J Gynaecol Obstet 54:173-174
31. Hovsepian PG, Ganzel B, Sohi GS, Kupersmith J, Gray L Jr (1989) Peripartum cardiomyopathy treated with a left ventricular assist device as a bridge to cardiac transplantation. South Med J 82:527-528
32. Huang H, Lin Q, Zhang L (1997) Clinical observation of cardiac pacemaker in pregnant women. Chung Hua Fu Chan Ko Tsa Chih 32:345-346
33. Julian DG, Wenger NK (1997) Women and heart disease. Martin Dunitz, Mosby
34. Kearney P, Singh H, Hutter J, Khan S, Lee G, Lucey J (1993) Spontaneous coronary artery dissection: a report of three cases and review of the literature. Postgrad Med J 69:940-945
35. Khandelwal M, Rasanen J, Ludormirski A, Addonizio P, Reece EA (1996) Evaluation of fetal and uterine hemodynamics during maternal cardiopulmonary bypass. Obstet Gynecol 88 (4 Pt2):667-671
36. Khoury M, Seoud M, Daher I, Khalil A (2000) Atrial fibrillation in the WPW syndrome during pregnancy. Clin Exp Obstet Gynecol 27:57-58
37. Ko WJ, Ho HN, Chu SH (1998) Postpartum myocardial infarction rescued with an intraaortic balloon pump and extracorporeal membrane oxygenator. Int J Cardiol (5)63:81-84
38. Lampert MB, Weinert L, Hibbard J, Korcarz C, Lindheimer M, Lang RM (1997) Contractile reserve in patients with peripartum cardiomyopathy and recovered left ventricular function. Am J Obstet Gynecol 176:189-195
39. Lavoratti G, Seracini D, Fiorini P et al (1997) Neonatal anuria by ACE inhibitors during pregnancy. Nephron 76:235-236
40. Ley RG, Fischer S, Ruhparwar A, Haverich A (2002) Anticoagulation for prosthetic heart valves during pregnancy: is low-molecular-weight heparin an alternative? Eur J Cardiothorac Surg 21:577-579
41. Lydakis C, Lip GY, Beevers M, Beevers DG (1999) Atenolol and fetal growth in pregnancies complicated by hypertension. Am J Hypertens 12:541-547
42. MacGillivray I, Rose GA, Rowe B (1969) Blood pressure survey in pregnancy. Clinical Science 37:395-407
43. Magee LA, Downar E, Sermer M, Boulton BC, Allen LC, Koren G (1995) Pregnancy outcome after gestational exposure to amiodarone in Canada. Am J Obstet Gynecol 172:1307-1311
44. Mather PJ, Hansen CL, Goldman B, Inniss S, Pina I, Norris R, Jeevanandam V, Bove AA (1994) Postpartum multivessel coronary dissection. J Heart Lung Transplant 13:533-537
45. Mehta NJ, Mehta RN, Khan IA (2001) Peripartum cardiomyopathy: clinical and therapeutic aspects. Angiology 52:759-762
46. Mishra S, Narang R, Sharma M, Chopra A, Seth S, Ramamurthy S, Prabhakaran D, Goswami KC, Talwar KK, Manchanda SC, Bahl VK (2001) Percutaneous transseptal mitral commissurotomy in pregnant women with critical mitral stenosis. Indian Heart J 53:192-196

47. Mozo de Rosales F, Moreno J, Bodegas A, Melchor JC, Fernandez Lebrez L, Aranguren G (1994) Conversion of atrial fibrillation with ajmaline in a pregnant women with Wolff-Parkinson-White syndrome. Eur J Obstet Gynecol 56:63–66
48. Nanas JN, Kontoyannis SA, Mitsibounas DN, Stamatelopoulos SF (2001) Thrombolytic treatment for thrombosis of a mitral valve prosthesis during pregnancy. Intensive Care Med 27: 1668–1669
49. Natale A, Davidson T, Geiger MJ, Newby K (1997) Implantable cardioverter-defibrillators and pregnancy. A safe combination? Circulation 96:2808–2812
50. Oakley C (1997) Heart disease in pregnancy. BMJ:5–16, 237–245
51. Packer M, O'Connor CM, Ghali JK, Pressler ML, Carson PE, Belkin RN, Miller AB, Neuberg GW, Frid D, Wertheimer JH, Cropp AB, DeMets DL (1996) Effect of amlodipine on morbidity and mortality in severe chronic heart failure. Prospective Randomized Amlodipine Survival Evaluation Study Group. N Engl J Med 335:1107–1114
52. Prasad AK, Ventura HO (2001) Valvular heart disease and pregnancy: a high index of suspicion is important to reduce risks. Postgrad Med 110:69–88
53. Roberts WC (1981) Aortic dissection: anatomy, consequences, and causes. Am Heart J 101:195–214
54. Rovinski JJ, Jaffin H (1965) Plasma volume changes in pregnancy. Am Obstet Gynecol 95:781–790
55. Saji H, Yamanaka M, Hagiwara A, Jjiri R (2001) Losartan and fetal toxic effects. Lancet 357:363
56. Samuel C Siu, Jack M Colman (2001) Heart disease and pregnancy. Heart 85:710–715
57. Samuels LE, Kaufman MS, Morris RJ, Brockman SK (1998) Postpartum coronary artery dissection: emergency coronary artery bypass with ventricular assist device support. Coron Artery Dis 9:457–460
58. Schaefer C, Spielmann H (2001) Arzneiverordnung in Schwangerschaft und Stillzeit. 6. Auflage, Urban u. Fischer
59. Skaluba SJ, Berkson DM (2001) Peripartum cardiomyopathy: case report and literature review. Congest Heart Fail 7:88–92
60. Sliwa K, Skudicky D, Bergemann A, Candy G, Puren A, Sareli P (2000) Peripartum cardiomyopathy: analysis od clinical outcome, left ventricular function, plasma levels of cytokines and Fas/APO-1. J Am Coll Cardiol 35: 701–705
61. Smedstad KG, Cramb R, Morison DH (1994) Pulmonary hypertension and pregnancy. Can J Anaesth 41:502–512
62. de Souza JA, Martinez EE Jr, Ambrose JA, Alves CM, Born D, Buffolo E, Carvalho AC (2001) Percutaneous ballon mitral valvuloplasty in comparison with open, mitral valve commissurotomy for mitral stenosis during pregnancy. J Am Coll Cardiol 37:900–903
63. Spence SG, Zacchei AG, Lee LL, Baldwin CL, Berna RA, Mattson BA, Eydelloth RS (1996) Toxicokinetic analysis of lorsartan during gestation and lactation in the rat. Teratology 53:245–252
64. Stangl V, Baumann G, Stangl K (2001) Schwangerschaftsrisiken bei erworbenen Herzerkrankungen. Z Kardiol 90(Suppl 4):16–29
65. Stempel JE, O'Grady JP, Morton MJ, Johnson KA (1982) Use of sodium nitroprusside in complications of gestational hypertension. Obstet Gynecol 60:533–538
66. Trappe HJ, Pfitzner P (2001) Cardiac arrhythmias in pregnancy. Z Kardiol 90(Suppl 4):36–44
67. Trappe HJ (1997) Akuttherapie supraventrikulärer Tachykardien: Adenosin oder Ajmalin? Intensivmed 34:452–461
68. Turrentine MA, Braems G, Ramirez MM (1995) Use of thrombolytics for the treatment of thromboembolic disease during pregnancy. Obstet Gynecol Surv 50:534–541
69. Ventura SJ, Peters KD, Martin JA, Maurer JD (1997) Births and deaths: United States, 1996. Mon Vital Stat Rep 46:1–40
70. Walsh JJ, Burch GE, Black WC, Ferrans VJ, Hibbs RG (1965) Idiopathic myocardiopathy of the puerperium (postpartal heart disease). Circulation 32:19–31
71. Walsh KA, Erzi MD, Denes P (1988) Emergency treatment of tachyarrhythmias. Med Clin North Am 70:791–811
72. Zangrillo A, Valentini G, Casati A, Torri G (1999) Myocardial infarction and death after caesarean section in a women with protein S deficiency and undiagnosed phaeochromocytoma. Eur J Anaesthesiol 16:268–270

M. Laule
K. Stangl
G. Baumann
V. Stangl

Katheterinterventionelle und chirurgische Revaskularisation bei Frauen

Catheter interventions and surgical revascularization in women

■ **Summary** Recent developments have revealed growing gender-related differences in cardiovascular diseases. Coronary heart disease increasingly manifests itself with women later than among men. Women exhibit a higher risk profile; their clinical symptomatology is less specific, diagnostic procedures are less eloquent, and they undergo invasive diagnostics less frequently. The incidence of acute complications after catheter-intervention procedures is approx. 1.5 to 2 greater for women than men. It is a matter of debate whether this excess risk can be explained alone from a higher risk constellation for women, or whether female gender must be considered per se as an independent factor of risk. Most recent research has disclosed that women apparently benefit especially from extended antiplatelet therapy in catheter intervention. Women are furthermore older at the time of bypass surgery, and exhibit greater comorbidity and a higher risk profile. They are less likely to undergo complete revascularization, and they suffer more extensively from perioperative complications. In-hospital morbidity among women is 1.5 to 2 times that of men, with the factor especially greater among younger women. After overcoming this initial excess risk, however, the long-term prognosis among women is apparently equal to that of men. In cases of acute coronary syndromes such as instable angina pectoris and myocardial infarction, women suffer greater complication rates following catheter-intervention therapy – which again evidently results from a more pronounced risk profile at the time of intervention. Female gender per se, however, does not represent an independent procedural factor of risk. Recent data have disclosed that women with unstable angina pectoris apparently profit from early, invasive procedures and from extended concomitant antiplatelet therapy.

■ **Key words** Female gender – coronary artery disease – revascularisation

■ **Zusammenfassung** In den letzten Jahren wird immer deutlicher, dass es eine Reihe geschlechtsspezifischer Unterschiede bei kardiovaskulären Erkrankungen gibt. Bei Frauen manifestiert sich die koronare Herzerkrankung später, Frauen weisen ein ausgeprägteres Risikoprofil auf, ihre klinische Symptomatik ist weniger „spezifisch", diagnostische Verfahren sind teilweise weniger aussagekräftig, Frauen werden seltener einer invasiven Diagnostik unterzogen. Im Vergleich zu Männern liegt die Rate an Akutkomplikationen nach katheterinterventionellen Eingriffen bei Frauen 1,5 bis 2-fach höher. Es ist dabei strittig, ob dieses Exzessrisiko allein aus der komplexeren Risikokonstellation der Frau erklärt werden kann oder ob das weibli-

Dr. Michael Laule (✉) · Karl Stangl ·
Gert Baumann · Verena Stangl
Medizinische Klinik
Schwerpunkt Kardiologie, Angiologie, Pneumologie
Charité, Campus Mitte
Schumannstr. 20–21
10117 Berlin, Germany

che Geschlecht per se als unabhängiger Risikofaktor angesetzt werden muss. In neuesten Untersuchungen scheinen Frauen bei katheterinterventionellen Eingriffen besonders von einer erweiterten antithrombozytären Begleittherapie zu profitieren.

Bei koronarchirurgischen Eingriffen sind Frauen zum Zeitpunkt der Operation älter, analog zu Katheterinterventionen haben sie mehr Risikofaktoren und Begleiterkrankungen. Sie werden dabei weniger komplett revaskularisiert und erleiden mehr perioperative Komplikationen. Insgesamt ist die Krankenhaussterblichkeit um den Faktor 1,5–2 gegenüber Männern erhöht, besonders ausgeprägt ist der Unterschied bei jüngeren Frauen. Nach Überwinden dieses initialen Exzessrisikos ist die Langzeitprognose dann jedoch gleich gut.

Bei akuten koronaren Syndromen wie instabiler Angina pectoris und Myokardinfarkt weisen Frauen bei katheterinterventioneller Behandlung höhere Komplikationsraten auf, die aber wiederum überwiegend aus dem komplexeren Risikoprofil zum Zeitpunkt der Intervention resultieren. Neue Daten zeigen, dass Frauen bei instabiler Angina pectoris von einem möglichst früh-invasiven Vorgehen sowie von einer erweiterten antithrombozytären Begleittherapie profitieren.

■ **Schlüsselwörter**
Weibliches Geschlecht – koronare Herzerkrankung – Revaskularisation

Koronare Herzerkrankung

Die Koronare Herzerkrankung (KHK) stellt für beide Geschlechter unverändert die führende Ursache der Mortalität und Morbidität in westlichen Ländern dar. Da der proportionale Anteil der Frauen mit steigendem Alter zunimmt, sterben jedes Jahr mehr Frauen an kardiovaskulären Erkrankungen als Männer. In letzter Zeit wird die KHK zunehmend häufiger bei Frauen diagnostiziert. Entsprechend nimmt der Anteil der Frauen, die revaskularisierenden Maßnahmen in Form katheterinterventioneller Therapien oder herzchirurgischen Maßnahmen unterzogen werden, kontinuierlich zu. Allgemein ist festzustellen, dass periprozedurale Komplikationsraten und Sterblichkeit bei Frauen höher liegen. Ursächlich hierfür mögen geschlechtsspezifische Unterschiede im Schweregrad der KHK, der Koronaranatomie, der Komorbidität und der unterschiedlichen Ausprägung von Risikofaktoren sein. Im Folgenden werden diese Faktoren dargestellt und diskutiert.

Wegen der im Mittel 10 Jahre späteren Erstmanifestation der KHK [14, 19] sind Frauen zum Zeitpunkt der Intervention meist älter und haben häufiger bedeutsame Komorbiditäten in Form von Diabetes mellitus, arterieller Hypertonie, Herzinsuffizienz und chronisch obstruktiver Lungenerkrankung [12].

Über das unterschiedliche Risikoprofil hinaus bestehen weitere Unterschiede: So zeigen Frauen eine andere Koronaranatomie. Angiographisch und mittels intravaskulärem Ultraschall kann man zeigen, dass die Koronardiameter bei Frauen kleiner sind, die Koronarien häufiger geschängelt verlaufen und vermehrt zu Dissektionen neigen. Außerdem haben Frauen offensichtlich weniger Kollateralgefäße und neigen zu stärkerer Progression der KHK. Auch in der Plaquekomposition finden sich Unterschiede: eine post-mortem Studie zeigte, dass Frauen im Vergleich zu Männern doppelt so häufig Plaqueerosionen statt Plaquerupturen aufweisen [14, 18]. Dies mag ursächlich dafür sein, dass Frauen häufiger eine instabile Angina pectoris und seltener Myokardinfarkte erleiden. Die verstärkte prokoagulatorische Aktivierung des Blutgerinnungssystems ist ein weiterer geschlechtsspezifischer Unterschied und stellt einen prozeduralen Risikofaktor für Katheterinterventionen dar.

Die klinische Beschwerdesymptomatik ist bei Frauen ebenfalls unterschiedlich. Im jüngeren Lebensalter ist „typischer" Thoraxschmerz als Leitsymptom der KHK bei bis zu 50% der Frauen falsch positiv. Mit höherem Alter über 65 Jahre ist ein thorakales Schmerzereignis dann ähnlich prädiktiv wie bei Männern: Das Exzessrisiko für eine KHK beträgt 2,7 für Frauen und 2,4 für Männer, und zwar unabhängig von sonstigen kardialen Risikofaktoren [19]. Die diagnostische Aussagekraft der Belastungsergometrie ist bei Frauen geringer, nicht zuletzt liegt dies daran, dass Frauen wegen ihrer höheren Komorbidität weniger ausbelastet werden können und ihre Symptome oft weniger spezifisch sind. Im Gegensatz dazu sind szintigraphische Verfahren sowie die Stressechokardiographie in ihren diagnostischen Leistungsdaten weitgehend unabhängig vom Geschlecht [19].

Interessanterweise werden Frauen seltener einer invasiven Diagnostik zugeführt. In diesem Kontext ist die Frage wichtig, ob dabei das Geschlecht des Untersuchers, der die Indikation zur invasiven Diagnostik stellt, eine Rolle spielt. Dies ist wohl nicht der Fall; in einer neueren Untersuchung zeigte sich, dass die Indikationsstellung zur invasiven Diagnostik bei Frauen weitgehend unabhängig vom Untersuchergeschlecht ist, wobei Frauen nach akutem Myokardinfarkt sowohl bei weiblichen wie auch männlichen Untersuchern seltener als Männer invasiv untersucht wurden [13].

Zusammenfassend manifestiert sich die koronare Herzerkrankung bei Frauen später, Frauen weisen ein komplexeres Risikoprofil auf, ihre klinische Symptomatik ist unspezifischer, diagnostische Verfahren wie die Ergometrie sind weniger aussagekräftig, und Frauen werden seltener einer invasiven Diagnostik zugeführt.

Katheterinterventionelle Therapie

Die katheterinterventionelle Therapie hat in den letzten zwei Jahrzehnten eine fulminante Entwicklung genommen. Verbesserte Materialien, die Einführung der Stenttechnologie und eine erweiterte Begleitmedikation haben die Komplikationsraten deutlich gesenkt. In der Registratur des *National Heart and Lung Institute* wurde gegenüber 1985–86 der angiographische und klinische Erfolg von 85% bei Männern bzw. 79% bei Frauen in den Jahren 1993–94 auf 90 und 89% gesteigert. Der kombinierte Endpunkt schwerwiegender klinischer Ereignisse wie Tod, nicht-tödlicher Herzinfarkt und notfallmäßige Bypassoperation sank von 9,7 auf 4,4%. Dennoch trat im Geschlechtervergleich auch in der neuesten Auswertung der kombinierte Endpunkt aus Tod/Myokardinfarkt/Revaskularisation bei Frauen häufiger auf (18,3% vs. 14,4%) [8, 14, 19].

Bei diesen Zahlen muss der Frage nachgegangen werden, ob dieses Exzessrisiko bei Frauen allein durch das komplexere Risokoprofil (Alter, Diabetes, Hypertonus, Herzinsuffizienz, Koronarmorphologie) erklärt ist, oder ob ein eigenständiger, geschlechtsspezifischer Unterschied nach Adjustierung auf diese Faktoren noch bleibt.

In Bezug auf die Kurzzeitergebnisse innerhalb von 30 Tagen zeigte sich in der Analyse der *National Cardiovascular Network Database* mit 109 708 Patienten, dass das Risiko hinsichtlich der unterschiedlichen Prozeduren alleinige PTCA, Stentimplantation und direktionale Atherektomie um den Faktor 1,5 bis 2,5 bei Frauen erhöht war. Erfolgte hingegen eine Adjustierung auf die erwähnten prozeduralen Risikofaktoren, so zeigte sich lediglich nur noch ein nichtsignifikanter Trend zu ungünstigeren Ergebnissen bei Frauen [12].

Im Gegensatz dazu stehen die Ergebnisse eines weiteren großen Registers, nämlich des *Nationwide Inpatient Sample* mit 118 548 Prozeduren: Sowohl bei elektiven Eingriffen wie auch im akuten Myokardinfarkt war für die alleinige PTCA als auch für die Stentimplantation die Krankenhaussterblichkeit bei Frauen zweifach erhöht. Auch nach Adjustierung auf signifikante Risikoprädiktoren verblieb ein geschlechtsspezifisch erhöhtes Risiko von 1,5 und 1,3 (PTCA mit/ohne Stent) im akuten Infarkt und 1,7 bzw. 1,6 bei elektiven Interventionen mit und ohne Stent [18]. Betrachtet man die Ergebnisse im mittelfristigen Verlauf, so zeigt eine neuere Arbeit bei 4264 Patienten nach Stentimplantation ebenfalls eine zweifach erhöhte Rate an Akutkomplikationen bei Frauen. Interessanterweise glichen sich die Kurven jedoch innerhalb eines Jahres an, sodass der Unterschied mittelfristig egalisiert wurde. In dieser Arbeit wurde die Bedeutung des Gefäßdiameters als wesentlicher Prädiktor des prozeduralen Risikos nochmals betont [10].

Geschlechtsspezifische Unterschiede in den Kurzzeit- und Langzeitergebnissen wurden auch in der ESPRIT-Studie an 2064 Patienten mit elektiver Stentimplantation mit und ohne dem Glykoprotein IIb/IIIa Rezeptorinhibitor Eptifibatide gesehen. Der bereits sich in den ersten Tagen abzeichnende Unterschied in Bezug auf eine höhere Rate an schwerwiegenden klinischen Ereignissen zu Lasten der Frau hielt sich in der Placebogruppe im Zeitverlauf konstant und betrug 28,9% vs. 19,5% nach einem Jahr. Interessanterweise waren die Unterschiede in der Verumgruppe geringer (20,0% vs. 16,6%) und erreichten keine statistische Signifikanz mehr [5].

Zusammenfassend liegt bei Frauen die Rate an Akutkomplikationen nach katheterinterventionellen Eingriffen 1,5–2fach höher. Es ist dabei strittig, ob dieses Exzessrisiko allein aus der komplexeren Risikokonstellation der Frau erklärt werden kann oder ob das weibliche Geschlecht als unabhängiger Risikofaktor angesetzt werden muss. Offensichtlich profitieren Frauen von einer erweiterten antithrombozytären Begleittherapie wie Glykoprotein IIb/IIIa Inhibitoren.

Koronarchirurgische Revaskularisation

Analog der Situation bei katheterinterventionellen Eingriffen zeigen mehrere Studien bei Frauen ein höheres perioperatives Risiko für koronarchirurgische Revaskularisationen. Alte Daten der *Coronary Artery Surgery Study* aus der zweiten Hälfte der 1970er Jahre beschreiben eine 2,5fach erhöhte perioperative Sterblichkeit von Frauen gegenüber Männern (4,5% vs. 1,9%) [19]. Auch in einer neueren Arbeit, die die Ergebnisse des Registers der amerikanischen *Society of Thoracic Surgeons National Cardiac Surgery Database* mit 344 913 Patienten, davon 97 153 Frauen, in den Jahren 1994–1996 darstellt, lag die Krankenhaussterblichkeit bei Frauen 1,7fach höher (4,5% vs. 2,6%) [4]. Ein Großteil des Exzessrisikos geht dabei wieder zu Lasten des höheren Risikoprofils bei Frauen: So war der Anteil der Frauen mit Diabetes mellitus, Hypertonus, Herzinsuffizienz und dringlicher OP-Indikation größer, hingegen war der KHK Schweregrad geringer und die LV Funktion zum Zeitpunkt der Operation besser. Unterschiede fanden sich weiterhin in einer geringeren Körperoberfläche – als Surrogatparameter für die Diameter der Koronarien –, im niedrigen Hämatokrit und in einer häufiger vorbestehenden Niereninsuffizienz. Die Frauen erhielten weniger Venenbypässe (2,9 vs. 3,2) und seltener Mammaria interna Revaskularisationen (76 vs. 86%). Nach Stratifizierung multipler operativer Risikofaktoren erwies sich das weibliche Geschlecht in den Subgruppen mit niedrigem und mittlerem Risiko, jedoch nicht in der Hochrisikogruppe, als unabhängiger Risikofaktor.

Ähnlich fand sich in den Daten des *National Cardiovascular Network* mit 51.187 Patienten, Frauenanteil 30%, auch nach Adjustierung auf Risikofaktoren eine Assoziation zwischen weiblichem Geschlecht und operativem Risiko [16]. Interessanterweise war dies umso ausgeprägter, je jünger die Patientinnen waren (<50 Jahre odds ratio: 2,23). Dieser Unterschied blieb bis zum 80sten Lebensjahr mit einem 1,5fach erhöhten Risiko signifikant. Dem gegenüber stehen Studien mit kleineren Fallzahlen wie die *Bypass Angioplasty Revaskularisation Investigation (BARI)* mit 1829 Patienten (27% Frauen), bei der sich keine signifikanten Unterschiede in der Krankenhaussterblichkeit zwischen Frauen (1,3%) und Männern (1,4%) fanden [7]. Eine Bostoner Arbeitsgruppe konnte an 1743 konsekutiven Patienten bei sehr niedrigen perioperativen Mortalitätsraten (1,5% bei Frauen und 1,0% bei Männern) nach Adjustierung ebenfalls kein geschlechtsspezifisches Risiko ausmachen [2]. Dennoch bedurften in dieser Untersuchung mehr Frauen der Gabe von positiv inotropen Substanzen und der Substitution von Blutprodukten, ferner war ihr stationärer Aufenthalt länger.

Eine monozentrische Untersuchung aus Toronto [1] fand bei 4823 Patienten, dass die 932 Frauen (19,3%) zwar höhere Akutkomplikationsraten wie perioperativer Myokardinfarkt, Herzinsuffizienz oder Notwendigkeit zur Transfusion mit Tendenz zur erhöhten Krankenhausmortalität (2,7% vs. 1,8%) aufwiesen. Im Gegensatz dazu war die Prognose der Frauen in dieser Studie jedoch nach 5 Jahren im Trend sogar besser als bei Männern (93,1% vs. 90,0%). Ähnlich günstige Ergebnisse im Langzeitverlauf fand auch die BARI-Studie mit je 87% Überleben nach 5,4 Jahren.

In der Zusammenfassung sind Frauen zum Zeitpunkt der Bypassoperation älter, haben eine höhere Komorbidität und ein ausgeprägteres Risikoprofil. Sie werden weniger komplett revaskularisiert und erleiden mehr perioperative Komplikationen. Insgesamt ist die Inhospital-Sterblichkeit um den Faktor 1,5–2 erhöht, möglicherweise besonders bei jüngeren Frauen. Nach Überwinden dieses initialen Exzessrisikos ist die Langzeitprognose aber offensichtlich gleich gut wie bei Männern.

Akute Koronarsyndrome

In diesem Abschnitt soll die Frage untersucht werden, ob sich bei Frauen die oben dargestellten Daten des akuten Exzessrisikos bei revaskularisierenden Prozeduren auch für Maßnahmen bei akuten koronaren Syndromen wie instabiler Angina pectoris und akuter Myokardinfarkt übertragen lassen. In der FRISC-II-Studie wurde das Konzept des frühinvasiven Vorgehens in Form von Katheterintervention oder Bypassoperation innerhalb weniger Tage gegenüber dem konservativ zuwartenden Verhalten geprüft [9]. Dabei zeigte sich erstmals, dass die Gesamtgruppe vom frühinvasiven interventionellen Vorgehen hinsichtlich Tod oder Myokardinfarkt nach einem Jahr profitierte. Dieser Benefit resultierte ganz überwiegend vom besseren Abschneiden der frühinterventionell behandelten Gruppe bei den Männern, während bei Frauen die interventionell behandelte Gruppe tendentiell sogar schlechter abschnitt. Wichtig in diesem Kontext ist der Hinweis, dass dieses negative Ergebnis fast ausschließlich auf die ungünstigeren Ergebnisse der bypassoperierten Patientinnen zurückzuführen ist, während die katheterinterventionell behandelten keine schlechteren Ergebnisse als Männer zeitigten.

Bei noch aggressiverem Vorgehen, nämlich Revaskularisation zum frühest möglichen Zeitpunkt, fand sich bei 1450 Patienten (Frauenanteil 29%) das erstaunliche Ergebnis, dass Frauen bei dem kombinierten Endpunkt Tod oder Myokardinfarkt noch keine signifikanten Unterschiede (3,8% vs. 4,7%) zeigten, jedoch mittelfristig hinsichtlich dieses Endpunktes nach 20 Monaten sogar günstiger abschnitten (7,0% vs. 10,5%) [11].

In der TACTICS-Studie wurde das frühinterventionelle Vorgehen in Kombination mit der Gabe des Glykoprotein IIb/IIIa Rezeptorinhibitors Tirofiban untersucht. Auch hier erreichten die Frauen im Vergleich zu den Männern hinsichtlich Tod und Myokardinfarkt nach 180 Tagen ähnliche Ergebnisse (6,6% vs 7,6%). Vergleicht man innerhalb der Frauengruppe die konservativ mit den invasiv behandelten, so profitierte die invasiv behandelte Gruppe mit einer Risikoreduktion von 55% insbesondere bei erhöhten Troponinwerten dabei deutlich mehr [6].

Einige Studien prüften mögliche geschlechtspezifische Unterschiede bei primärer katheterinterventioneller Therapie des akuten Myokardinfarkts. Die *PAMI*-Studie fand bei geringen Fallzahlen (288 Männer, 107 Frauen) keine signifikanten geschlechtsspezifischen Unterschiede hinsichtlich klinischer Ereignisse in der mit PTCA behandelten Gruppe [15]. Zu ähnlichen Ergebnissen kommt eine italienische Studie mit 1019 Patienten. Zwar hatten Frauen bei primärer PTCA im akuten Infarkt eine um Faktor 1,7 erhöhtes Mortalitätsrisiko nach 6 Monaten, jedoch stellte das Geschlecht nach Adjustierung der Risikofaktoren keinen eigenständigen Risikofaktor dar [3]. Bei 781 konsekutiven Patienten mit akutem Myokardinfarkt und primärer PTCA, die eine deutschen Arbeitsgruppe über 4 Jahre nachverfolgte, war die kumulative Mortalität von Frauen (23%) gegenüber Männern (15%) zwar 1,5fach erhöht, in der multivariaten Analyse war das weibliche Geschlecht aber auch in dieser Untersuchung kein unabhängiger Risikofaktor [17].

Zusammenfassend weisen Frauen bei akuten koronaren Syndromen unter katheterinterventioneller Behandlung höhere Komplikationsraten auf, die aber überwiegend aus dem komplexeren Risikoprofil zum Zeitpunkt der Intervention resultieren. Das weibliche Geschlecht per se stellt keinen eigenständigen prozeduralen Risikofaktor dar. Auch profitieren Frauen bei instabiler Angina pectoris offensichtlich von einem möglichst früh invasiven Vorgehen und einer erweiterten antithrombozytären Begleittherapie.

Literatur

1. Abramov D, Tamariz MG, Sever JY, Christakis GT, Bhatnagar G, Heenan AL, Goldman BS, Fremes SE (2000) The influence of gender on the outcome of coronary artery bypass surgery. Ann Thorac Surg 70(3):800–805
2. Aldea GS, Gaudiani JM, Shapira OM, Jacobs AK, Weinberg J, Cupples AL, Lazar HL, Shemin RJ (1999) Effect of gender on postoperative outcomes and hospital stays after coronary artery bypass grafting. Ann Thorac Surg 67(4):1097–1103
3. Antoniucci D, Valenti R, Moschi G, Migliorini A, Trapani M, Santoro GM, Bolognese L, Dovellini EV (2001) Sex-based differences in clinical and angiographic outcomes after primary angioplasty or stenting for acute myocardial infarction. Am J Cardiol 87(3):289–293
4. Edwards FH, Carey JS, Grover FL, Bero JW, Harzt RS (1998) Impact of gender on coronary bypass operative mortality. Ann Thorac Surg 66(1):125–131
5. Fernandes LS, Tcheng JE, O'Shea JC, Weiner B, Lorenz TJ, Pacchiana C, Berdan LG, Maresh KJ, Joseph D, Madan M, Mann T, Kilaru R, Hochman JS, Kleiman NS (2002) Is glycoprotein IIb/IIIa antagonism as effective in women as in men following percutaneous coronary intervention? Lessons from the ESPRIT study. J Am Coll Cardiol 40(6):1085–1091
6. Glaser R, Herrmann HC, Murphy SA, Demopoulos LA, DiBattiste PM, Cannon CP, Braunwald E (2002) Benefit of an early invasive management stategy in women with acute coronary syndromes. JAMA 288(24):3124–3129
7. Jacobs AK, Kelsey SF, Brooks MM, Faxon DP, Chaitman BR, Bittner V, Mock MB, Weiner BH, Dean L, Winston C, Drews L, Sopko G (1998) Better outcomes for women compared with men undergoing coronary revascularisation. A report from the bypass angioplasty revascularisation investigation (BARI) Circulation 98(13):1279–1285
8. Jacobs AK, Johnston JM, Haviland A, Brooks MM, Kelsey SF, Holmes DR Jr, Faxon DP, Williams DO, Detre KM (2002) Improved outcomes for women undergoing contemporary percutaneous coronary intervention: a report from the National Heart, Lung, and Blood Institute Dynamic registry. J Am Coll Cardiol 39(10):1608–1614
9. Lagerqvist B, Safstrom K, Stahle E, Wallentin L, Swahn E (2001) Is early invasive treatment of unstable coronary artery disease equally effective for both women and men? FRISC II Study Group Investigators. J Am Coll Cardiol 38(1):41–48
10. Mehilli J, Kastrati A, Dirschinger J, Bollwein H, Neumann FJ, Schömig A (2000) Differences in prognostic factors and outcomes between women and men undergoing coronary artery stenting. JAMA 284(14):1799–1805
11. Mueller C, Neumann FJ, Roskamm H, Buser P, Hodgson JM, Perruchoud AP, Buettner HJ (2002) Women do have an improved long-term outcome after non-ST-elevation acute coronary syndromes treated very early and predominantly with percutaneous coronary intervention: a prospective study in 1,450 consecutive patients. J Am Coll Cardiol 40(2):245–250
12. Peterson ED, Lansky AJ, Kramer J, Anstrom K, Lanzilotta MJ (2001) Effect of gender on the outcomes of contemporary percutaneous coronary intervention. Am J Cardiol 88(4):359–364
13. Rathore SS, Chen J, Wang Y, Radford MJ, Vaccarino V, Krumholz HM (2001) Sex differences in cardiac catheterization: the role of physician gender. JAMA 286(22):2849–2856
14. Rossi ML, Merlini PA, Ardissino D (2001) Percutaneous coronary revascularisation in women. Thromb Res 103 Suppl 1:S105–111
15. Stone GW, Grines CL, Browne KF, Marco J, Rothbaum D, O'Keefe J, Hartzler GO, Overlie P, Donahue B, Chelliah N, Vliestra R, Puchrowicz-Ochocki S, O'Neill WW (1995) Comparison of in-hospital outcome in men versus women treated by either thrombolytic therapy or primary coronary angioplasty for acute myocardial infarction. Am J Cardiol 75(5):987–992
16. Vaccarino V, Abramson JL, Veledar E, Weintraub WS (2002) Sex differences in hospital mortality after coronary artery bypass surgery. Circulation 105(10):1176–1181
17. Waldecker B, Grempels E, Waas W, Voss R, Wiecha J, Tillmanns H (2002) [Long-term follow-up after direct PTCA in women with acute myocardial infarction]. Z Kardiol 91(11):921–926
18. Watanabe CT, Maynard C, Ritchie JL (2001) Comparison of short-term outcomes following coronary artery stenting in men versus women. Am J Cardiol 88(8):848–852
19. Wenger N (2002) Clinical characteristics of coronary heart disease in women: emphasis on gender differences. Cardiovasc Res 53(3):558–567

E. Hoffmann
A. Gerth
S. Janko
A. Hahnefeld
U. Dorwarth
T. Remp
G. Steinbeck

Herzrhythmusstörungen: Geschlechtsspezifische Unterschiede

Arrhythmias: gender-specific differences

Prof. Dr. med. Ellen Hoffmann (✉)
Andrea Gerth · Sabine Janko
Anton Hahnefeld · Gerhard Steinbeck
Medizinische Klinik I
Klinikum Großhadern
der Universität München
Marchioninistr. 15
81377 München, Germany
Tel.: 089/70953060
Fax: 089/70958830
E-Mail: E-Hoffmann@med1.med.uni-muenchen.de

■ **Summary** Even though data on gender-specific differences of arrhythmias is currently limited, there is growing awareness that arrhythmia occurrence and clinical manifestation may differ between women and men. This may influence both the acute and longterm management of arrhythmia patients. Apart from electrocardiographic differences such as a higher resting heart rate and longer QTc intervals that have been known for a long time, there are significant differences in the epidemiology and clinical manifestation of common arrhythmias such as some types of paroxysmal supraventricular tachycardias (i.e., AV nodal reentrant tachycardia), atrial fibrillation and even ventricular tachycardia or fibrillation. In particular, women have a much higher prevalence of both congenital or acquired forms of long QT syndrome than men.

■ **Key words** Arrhythmias – gender difference – supraventricular tachycardia – ventricular tachycardia – cardiac arrest

■ **Zusammenfassung** Mit zunehmendem Verständnis der pathophysiologischen Grundlagen von Arrhythmien gewinnen auch Erkenntnisse zu geschlechtsspezifischen Unterschieden an Bedeutung, die einen Einfluss auf das akute und langfristige Management von Herzrhythmusstörungen haben können. Neben bereits gut bekannten elektrokardiographischen Unterschieden wie einer höheren Ruhefrequenz und einer längeren QTc-Zeit, zeigen sich auch Unterschiede in der klinischen Inzidenz und Manifestation verschiedener Arrhythmien. Dies betrifft bestimmte Formen paroxysmaler supraventrikulärer Tachykardien wie die AV-Knoten-Reentrytachykardie und das WPW-Syndrom, ebenso wie Vorhofflimmern, und Kammertachykardien. Insbesondere haben Frauen auch eine deutlich höhere Prävalenz sowohl angeborener als auch erworbener Formen des long-QT-Syndroms.

■ **Schlüsselwörter** Arrhythmien – Geschlechtsspezifische Unterschiede – Supraventrikuläre Tachykardien – Ventrikuläre Tachykardien – Plötzlicher Herztod

Einleitung

Geschlechtsspezifische Unterschiede von elektrokardiographischen Parametern sowie Unterschiede in der Inzidenz und klinischen Manifestation verschiedener Herzrhythmusstörungen sind beschrieben. Trotz begrenzter Daten gewinnen mit zunehmendem Verständnis der pathophysiologischen Grundlagen geschlechtsspezifische Unterschiede und ihr möglicher Einfluss auf eine optimale Diagnostik und Behandlung von Herzrhythmusstörungen an Bedeutung. Häufigkeit und Dauer von Arrhythmien können durch den menstruellen Zyklus, eine Schwangerschaft oder die Menopause beeinflusst werden.

Pathophysiologie geschlechtsspezifischer Unterschiede und Besonderheiten von Arrhythmien bei Frauen

Eine Reihe von geschlechtsspezifischen Unterschieden der Hämodynamik (verminderte Belastungskapazität), der hormonellen Steuerung (Östradiolspiegel) und auch Besonderheiten des autonomen Nervensystems bewirken eine Abnahme von transmembranären Ionenströmen, eine Verlängerung der Aktionspotentiale sowie eine Zunahme der Refraktärzeiten [6, 15, 23, 34]. Vermittelt wird dies zum einen durch eine vom Östradiolspiegel abhängige Downregulation der Kalium-Kanal-Expression sowie eine östradiolabhängige Beeinflussung der Calciumkanäle vom L-Typ [8, 11]. Weiterhin findet sich ein erhöhter Parasympathikustonus bei Frauen und eine östradiolabhängige Zunahme des NO-Spiegels, der zu einer Reduktion der sympathischen Neurotransmission führt [13, 36] (s. Abb. 1).

Geschlechtsspezifische Unterschiede elektrokardiographischer Parameter

Bereits Bazett beschrieb 1920 das Vorliegen einer höheren Herzfrequenz in Ruhe sowie eine gegenüber Männern längere frequenzkorrigierte QT-Zeit (QTc) [3]. Für die inzwischen von vielen Autoren beschriebene höhere Ruheherzfrequenz wird als Ursache im Wesentlichen eine geringere Belastungskapazität postuliert [6]. Intrinsische Unterschiede der Sinusknotenautomatizität und des autonomen Nervensystems könnten ebenfalls als Ursachen in Betracht kommen, werden aber nicht von allen Untersuchern bestätigt [19].

Epidemiologie bradykarder Arrhythmien, supraventrikulärer und ventrikulärer Tachykardien

Für eine Vielzahl von häufigen Rhythmusstörungen finden sich geschlechtsspezifische Unterschiede in der Inzidenz bzw. der klinischen Manifestation.

Bradykardien

Aufgrund von Populationsstudien und Schrittmacherdaten, wie der schwedischen Implantationsstatistik für Schrittmachersysteme, zeigt sich, dass symptomatische bradykarde Rhythmusstörungen als Indikation zur Implantation bei Frauen seltener auftreten. Als Indikation zur Schrittmacherimplantation liegt ein Sick-Sinus-Syndrom häufiger bei Frauen als bei Männer vor, höhergradige AV-Blockierungen sowie ein Karotissinussyndrom finden sich dagegen häufiger bei Männern [30].

Supraventrikuläre Tachykardien

Die häufigste Form paroxysmaler supraventrikulärer Tachykardien, die AV-Knoten-Reentrytachykardie, tritt etwa doppelt so häufig bei Frauen wie bei Männern auf [22]. Für paroxysmale supraventrikuläre Tachykardien konnte darüber hinaus eine Zyklusabhängigkeit der Anfälle gezeigt werden. Supraventrikuläre Tachykardien treten unter dem Einfluss von Progesteron häufiger und längeranhaltend auf, der Östradiolspiegel hat eine entgegengesetzte Wirkung [33]. Da die jeweiligen zyklusabhängigen Hormonspiegel auch einen Einfluss auf die Induzierbarkeit von supraventrikulären Tachykardien bei der elektrophysiologischen Untersuchung haben, kann bei Frauen mit einer prämenstruellen Häufung paroxysmaler supraventrikulärer Tachykardien in der Anamnese, durch eine gezielte Durchführung einer elektrophysiologischen Untersuchung bzw. Katheterablation in der vulnerablen Zyklusphase, die Wahrscheinlichkeit der Tachykardieinduzierbarkeit erhöht und zumindest die Untersuchungsdauer oder gegebenenfalls sogar der Erfolg der Behandlung günstig beeinflusst werden [28].

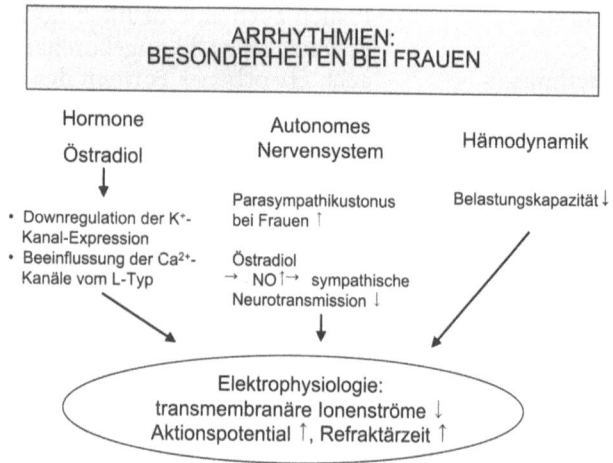

Abb. 1 Pathophysiologische Besonderheiten der Pathogenese von Arrhythmien bei Frauen

Während ein WPW-Syndrom mit manifester Präexzitation bei Männern häufiger auftritt als bei Frauen, ist die Geschlechtsverteilung beim verborgenen WPW-Syndrom in etwa gleich [22]. Das beim WPW-Syndrom insgesamt sehr seltene Ereignis eines plötzlichen Herztodes auf dem Boden von Kammerflimmern ist dagegen häufiger bei Männern beschrieben [35]. Sowohl beim symptomatischen WPW-Syndrom als auch bei rezidivierenden AV-Knoten-Tachykardien stellt die Katheterablation heute die Therapie der Wahl dar, unabhängig vom Geschlecht.

In der Framingham-Studie war die Inzidenz von Vorhofflimmern nach einer Korrektur für Alter und andere Risikofaktoren 1,5-mal höher bei Männern als bei Frauen [4]. Da Vorhofflimmern altersabhängig zunehmend häufiger auftritt und sich etwa doppelt so viele Frauen wie Männer mit einem Alter von über 75 Jahren in der Gesamtbevölkerung finden, haben absolut doch etwa gleich viele Männer wie Frauen Vorhofflimmern [14]. Eine zugrundeliegende koronare Herzerkrankung ist bei Frauen deutlich seltener und ein Klappenvitium dagegen häufiger die Grunderkrankung [5]. Frauen sind bei neu aufgetretenem Vorhofflimmern häufiger symptomatisch und die hierbei beobachteten Herzfrequenzen sind höher als bei Männern [17]. Bei Frauen treten einerseits thrombembolische Komplikationen insgesamt häufiger auf, andererseits werden unter einer Antikoagulation mit Cumarinpräparaten relevante Blutungen dreimal häufiger beobachtet als bei Männern [7, 17]. In einer retrospektiven Studie war Vorhofflimmern bei Frauen mit einer 1,9fach erhöhten und bei Männern mit einer 1,5fach erhöhten Mortalität assoziiert und führt zur einer Reduktion des weiblichen Vorteils hinsichtlich des Überlebens [5].

Ventrikuläre Tachykardien

Ventrikuläre Tachykardien (VT) treten in 90% beim Vorliegen einer strukturellen Grunderkrankung, meist einer koronaren Herzerkrankung, auf. Aufgrund der niedrigeren Prävalenz der koronaren Herzerkrankung bei prämenopausalen Frauen treten Kammertachykardien in diesem Kollektiv dementsprechend seltener auf als bei gleich alten Männern.

Nur in etwa 10% der Fälle treten VT's ohne nachweisbare kardiale Grunderkrankung auf, hier meist mit Ursprung im rechtsventrikulären Ausflusstrakt. Während die typische idiopathische VT aus dem rechtsventrikulären Ausflusstrakt doppelt so häufig bei Frauen auftritt, findet sich bei der seltenen Form einer idiopathischen VT aus dem linksventrikulären Ausflusstrakt eine männliche Prädominanz [29]. Für idiopathische VT's mit Ursprung im rechtsventrikulären Ausflusstrakt vom Typ Gallavardin konnten Marchlinski und Mitarbeiter deutliche geschlechtsspezifische Unterschiede hinsichtlich der auslösenden Faktoren zeigen. Während sich bei Männern in über 90% eine belastungsinduzierte Induktion von VT's zeigte, war dies bei Frauen nur in 42% der Fälle feststellbar. Bei Frauen wies demgegenüber das Auftreten von VT's in insgesamt 59% der Fälle eine Zyklusabhängigkeit auf - z.T. belastungsunabhängig, z.T. im Zusammenhang mit körperlicher Belastung [26]. Bei repetitiven monomorphen ventrikulären Tachykardien aus dem rechtsventrikulären Ausflusstrakt ist aufgrund der hohen Erfolgsrate der medikamentösen Therapie und der guten Prognose eine Katheterablation nur selten indiziert. Bei der paroxysmalen anhaltenden Form der idiopathischen ventrikulären Tachykardie stellt die Katheterablation bei medikamentöser Therapierefraktärität dagegen ein etabliertes Therapieverfahren mit hervorragenden Erfolgsaussichten dar [16].

Plötzlicher Herztod

Für das Auftreten des plötzlichen Herztodes, dem in Deutschland jährlich etwa 80 000 Menschen zum Opfer fallen, gibt es eine deutliche Abhängigkeit von Alter, Geschlecht und Vorliegen einer kardialen Grunderkrankung. Frauen haben altersabhängig ein wesentlich niedrigeres Risiko an einem plötzlichen Herztod zu versterben als gleich alte Männer [18].

Hinsichtlich zugrunde liegender kardialer Erkrankungen finden sich deutliche geschlechtsspezifische Unterschiede. Bei Frauen, die einen plötzlichen Herztod überlebt haben, liegt seltener eine koronare Herzerkrankung vor als bei Männern [2]. Die linksventrikuläre Auswurffraktion ist bei Frauen mit überlebtem plötzlichem Herztod im Mittel höher und eine fehlende Induzierbarkeit in der elektrophysiologischen Untersuchung ist bei Frauen häufiger, am ehesten bedingt durch die unterschiedliche Verteilung der Grunderkrankung. Diese geschlechtsspezifischen Unterschiede bestehen nämlich bei einer Berücksichtigung der niedrigeren Prävalenz einer koronaren Herzerkrankung bei Frauen nicht mehr. Unabhängig von möglichen geschlechtspezifischen Unterschieden hinsichtlich der Grunderkrankung, lässt sich hinsichtlich des prognostischen Vorteils von Patienten, die nach stattgehabtem Reanimationsereignis mit einem implantierbaren Cardioverter-Defibrillatorsystem versorgt wurden, aufgrund der vorliegenden Daten kein Unterschied erkennen [1, 9].

Das Brugada-Syndrom ist eine seltene Ursache des plötzlichen Herztodes ohne nachweisbare strukturelle

Herzerkrankung, charakterisiert durch ST-Hebungen und eine Rechtsschenkelblock-Morphologie in den rechtspräkordialen Ableitungen. Trotz eines autosomal-dominanten Vererbungsmodus tritt das Brugada-Syndrom 8- bis 10-mal häufiger bei Männern auf als bei Frauen. Aktuelle experimentelle Untersuchungen weisen daraufhin, dass dieser ausgesprochenen männlichen Prädominanz eine stärkere Ausprägung des auswärtsgerichteten Kaliumstroms I_{to} bei Männern zugrunde liegt [10].

Torsades de pointes-Tachykardien, eine spezielle Form hochfrequenter polymorpher ventrikulärer Tachykardien, können die Ursache von Synkopen oder sogar Reanimationsereignissen sein. Sie treten als Folge eines angeborenen oder erworbenen long-QT-Syndroms auf, das bei Frauen häufiger vorliegt als bei Männern. Bei Vorliegen eines angeborenen long-QT-Syndroms ist das Risiko für das Auftreten eines kardialen Ereignisses vor der Pubertät bei Männern höher, im Erwachsenenalter dann dagegen bei Frauen höher als bei Männern [24]. Bei Frauen ist insbesondere die Postpartalperiode mit einem signifikant erhöhten Risiko für kardiale Ereignisse assoziiert, so dass in diesem Zeitraum eine prophylaktische Betablockertherapie unbedingt fortgeführt werden sollte [31]. Ein möglicher pathophysiologischer Zusammenhang mit den geschlechtsspezifischen Unterschieden des long-QT-Syndroms könnte darin zu sehen sein, dass die bei Männern nach der Pubertät eintretende relative Verkürzung der QTc-Zeit bei Frauen ausbleibt [32]. Eine besondere Rolle scheint der geschlechtshormonabhängigen Modifizierung von Ionenkanälen zuzukommen [11]. Die genauen Mechanismen sind jedoch noch weitgehend ungeklärt.

Auch die Inzidenz für das so genannte erworbene QT-Syndrom, welches durch verschiedene Medikamente, insbesondere bestimmte Antibiotika (z.B. Erythromycin), Psychopharmaka sowie auch Antiarrhythmika der Klasse III (z.B. Sotalol) induziert werden kann, ist bei Frauen deutlich höher [12, 21, 25]. Unter Berücksichtigung weiterer begleitender Faktoren, wie Elektrolytveränderungen und Nierenfunktionseinschränkung, ist dieser geschlechtsspezifische Unterschied bei differentialtherapeutischen Überlegungen unter Umständen in Betracht zu ziehen.

Die Abbildung 2 zeigt die EKG-Registrierung einer Torsade de pointes Tachykardie während einer Ergometrie bei einer 28-jährigen Patientin mit rezidivierenden Synkopen mit Krampfanfällen seit der Kindheit. Die QTc-Zeit im Ruhe-EKG betrug 0,47 s. Die Patientin wurde mit einem ICD-Zweikammersystem versorgt.

Arrhythmien in der Schwangerschaft

Während der Schwangerschaft nimmt die Wahrscheinlichkeit für das Auftreten von Rhythmusstörungen zu. Zum einem kann es bei Patientinnen mit vorbekannten Arrhythmien, wie z.B. paroxysmalen supraventrikulären Tachykardien, zu einer Zunahme der Häufigkeit der Arrhythmien kommen, zum anderen seltener auch erstmals Tachykardien neu auftreten [20]. Die Ursachen hierfür sind multifaktoriell, z.T. hämodynamisch bedingt durch ein vermehrtes Plasmavolumen und einen verminderten systemischen Widerstand mit resultierender Vorlasterhöhung und Nachlastsenkung. Daneben spielen Änderungen des autonomen Tonus mit einer erhöhten adrenergen Sensitivität sowie erhöhte Östrogen- und Progesteronspiegel eine Rolle. Insgesamt kommt es zu elektrophysiologischen Veränderungen durch Änderungen der transmembranären Ionenströme mit Verlängerung des Aktionspotentials und Verlängerung der Refraktärzeiten, die eine Arrhythmogenese begünstigen.

Anhaltende Tachykardien können sowohl zu einer hämodymamischen Beeinträchtigung bis hin zur kardialen Dekompensation der Mutter führen, als auch eine vitale Gefährdung des Feten zur Folge ha-

Abb. 2 Torsade de pointes Tachykardie während einer Ergometrie bei einer 28-jährigen Patientin mit angeborenem long-QT-Syndrom

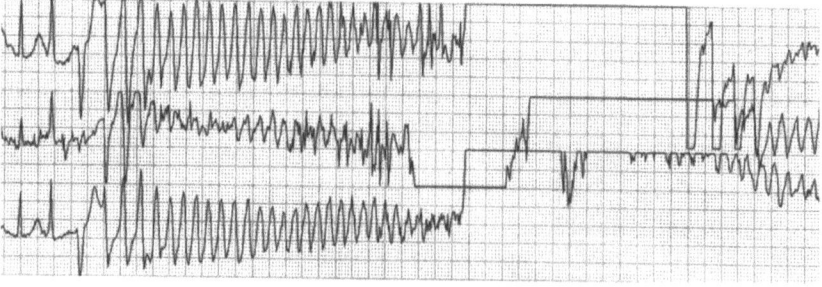

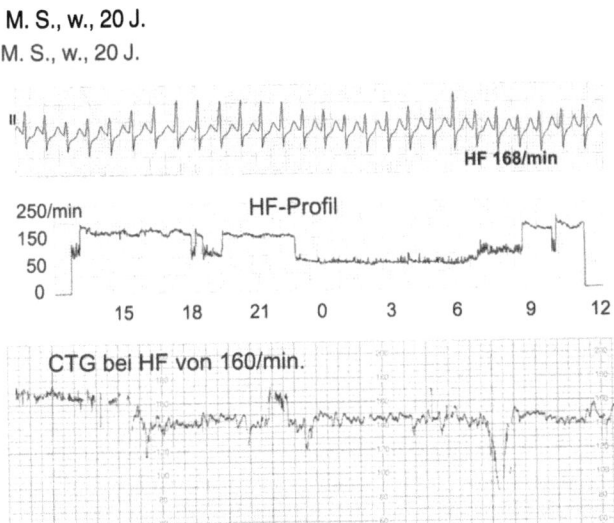

Abb. 3 *Oben* und *Mitte*: EKG und Herzfrequenzprofil im 24-Stunden-EKG einer 20-jährigen schwangeren Patientin mit unaufhörlichen supraventrikulären Tachykardien. Bei erneutem Auftreten von atrialen Tachykardien in der 33. Schwangerschaftswoche und Verschlechterung des Kardiotokogramms (*unten*) erfolgte eine Sectio caesarea

ben. Die Abbildung 3 zeigt das EKG und Herzfrequenzprofil einer 20-jährigen Patientin mit unaufhörlichen supraventrikulären Tachykardien, bei der nach kardialer Dekompensation in der 28. Schwangerschaftswoche zunächst eine erfolgreiche Slowpathway-Ablation bei einer AV-Knoten-Reentrytachykardie durchgeführt wurde. Wegen erneuter atrialer Tachykardien und einer Verschlechterung des Kardiotokogramms in der 33. Schwangerschaftswoche erfolgte dann eine Sectio caesarea.

Sehr selten, etwa bei 1:30000 Schwangerschaften kommt es sogar zum Auftreten eines Reanimationsereignisses durch Kammerflimmern während der Schwangerschaft. Hierbei ist zu berücksichtigen, dass die Reanimation bei einer fortgeschrittenen Schwangerschaft ab der 25. Schwangerschaftswoche zur Vermeidung einer aortokavalen Kompression in Linksseitenlage erfolgen sollte. Falls unter dieser Lagerung keine suffiziente Perfusion hergestellt werden kann, muss eine Notsektion erwogen werden [27].

Zusammenfassung

Geschlechtsspezifische Unterschiede von Herzrhythmusstörungen gewinnen mit zunehmendem Verständnis der pathophysiologischen Grundlagen durch mögliche Konsequenzen im Hinblick auf Diagnostik und medikamentöse Therapie der Arrhythmien an Bedeutung. Neben bereits seit langem bekannten elektrokardiographischen Unterschieden, wie einer höheren Ruhefrequenz und längeren QTc-Zeit bei Frauen, zeigen sich auch Unterschiede in der klinischen Inzidenz und Manifestation verschiedener Herzrhythmusstörungen. Bei den supraventrikulären Tachykardien findet sich eine ausgeprägte Prädominanz des weiblichen Geschlechts bei AV-Knoten-Reentrytachykardien, dagegen eine männliche Prädominanz beim manifesten WPW-Syndrom und bei Vorhofflimmern. Idiopathische ventrikuläre Tachykardien aus dem rechtsventrikulären Ausflusstrakt vom Typ Gallavardin treten häufiger bei Frauen auf. Der plötzliche Herztod kommt bei Frauen insgesamt weniger häufig vor, das angeborene oder erworbene long-QT-Syndrom jedoch häufiger als bei Männern.

Bei der Indikation zu den beiden wichtigsten interventionellen Therapieverfahren, der Katheterablation supraventrikulärer Tachykardien und dem Einsatz implantierbarer Defibrillatoren bei Kammertachykardien und Kammerflimmern, gibt es keine wesentlichen geschlechtsspezifischen Unterschiede.

Literatur

1. The Antiarrhythmics versus Implantable Defibrillators (AVID) Investigators (1997) A comparison of antiarrhythmic-drug therapy with implantable defibrillators in patients resuscitated from near-fatal ventricular arrhythmias. N Engl J Med 337:1576–1584
2. Albert CM, McGovern BA, Newell JB, Ruskin JN (1996) Sex differences in cardiac arrest survivors. Circulation 93:1170–1176
3. Bazett H (1920) An analysis of the time relations of electrocardiograms. Heart 7:353–370
4. Benjamin EJ, Levy D, Vaziri SM, D'Agostino RB, Belanger AJ, Wolf PA (1994) Independent risk factors for atrial fibrillation in a population-based cohort: the Framingham Heart study. J Am Med Assoc 271:840–844
5. Benjamin EJ, Wolf PA, D'Agostino RB, Silbershatz H, Kannel WB, Levy D (1998) Impact of atrial fibrillation on the risk of death: the Framingham Heart study. Circulation 98:946–952
6. Burke JH, Goldberger JJ, Ehlert FA, Kruse JT, Parker MA, Kadish AH (1996) Gender differences in heart rate before and after autonomic blockade: evidence against an intrinsic gender effect. Am J Med 100:537–543
7. Cabin HS, Clubb KS, Hall C, Perlmutter RA, Feinstein AR (1990) Risk for systemic embolization of atrial fibrillation without mitral stenosis. Am J Cardiol 65:1112–1116

8. Collins P, Griffith TM, Henderson AH, Lewis MJ (1986) Endothelium-derived relaxing factor alters calcium fluxes in rabbit aorta: a cyclic guanosine monophosphate-mediated effect. J Physiol 381:427–437
9. Connolly SJ, Hallstrom AP, Cappato R, Schron EB, Kuck KH, Zipes DP, Greene HL, Boczor S, Domanski M, Follmann D, Gent M, Roberts RS (2000) Meta-analysis of the implantable cardioverter defibrillator secondary prevention trials. AVID, CASH and CIDS studies. Antiarrhythmics vs Implantable Defibrillator study. Cardiac Arrest Study Hamburg. Canadian Implantable Defibrillator Study. Eur Heart J 21:2071–2078
10. Di Diego JM, Cordeiro JM, Goodrow RJ, Fish JM, Zygmunt AC, Perez GJ, Scornik FS, Antzelevitch C (2002) Circulation. Ionic and cellular basis for the predominance of the Brugada syndrome phenotype in males 106:2004–2011
11. Drici MD, Burklow TR, Haridasse V, Glazer RI, Woosley RL (1996) Sex hormones prolong the QT interval and downregulate potassium channel expression in the rabbit heart. Circulation 94:1471–1474
12. Drici MD, Knollmann BC, Wang WX, Woosley RL (1998) Cardiac actions of erythromycin: influence of female sex. JAMA 280:1774–1776
13. Du XJ, Riemersma RA, Dart AM (1995) Cardiovascular protection by oestrogen is partly mediated through modulation of autonomic nervous function. Cardiovasc Res 30:161–165
14. Feinberg WM, Blackshear JL, Laupacis A, Kronmal R, Hart RG (1995) Prevalence, age distribution and gender of patients with atrial fibrillation. Arch Intern Med 155:469–473
15. Hara M, Danilo P Jr, Rosen MR (1998) Effects of gonadal steroids on ventricular repolarization and on the response to E4031. J Pharmacol Exp Ther 285:1068–1072
16. Hoffmann E, Reithmann C, Neuser H, Nimmermann P, Remp T, Steinbeck G (1998) Repetitive monomorphe ventrikuläre Tachycardie (Typ Gallavardin): Klinische und elektrophysiologische Charakteristika von 20 Patienten. Z Kardiol 87:353–363
17. Humphries KH, Kerr CR, Connolly SJ, Klein G, Boone JA, Green M, Sheldon R, Talajic M, Dorian P, Newman D (2001) New-onset atrial fibrillation: sex differences in presentation, treatment, and outcome. Circulation 103:2365–2370
18. Kannel WB, Wilson PW, D'Agostino RB, Cobb J (1998) Sudden coronary death in women. Am Heart J 136:205–212
19. Larsen JA, Kadish AH (1998) Effects of gender on cardiac arrhythmias. J Cardiovasc Electrophysiol 9:655–664
20. Lee SH, Chen SA, Wu TJ, Chiang CE, Cheng CC, Tai CT, Chiou CW, Ueng KC, Chang MS (1995) Effects of pregnancy on first onset and symptoms of paroxysmal supraventricular tachycardia. Am J Cardiol 76:675–678
21. Lehmann MH, Hardy S, Archibald D, quart B, MacNeil DJ (1996) Sex difference in risk of torsade de pointes with d,l-sotalol. Circulation 94:2535–2541
22. Liu S, Yuan S, Hertervig E, Kongstad O, Olsson SB (2001) Gender and atrio ventricular conduction properties of patients with symptomatic atrioventricular nodal reentrant tachycardia and Wolff-Parkinson-White syndrome. J Electrocardiol 34:295–301
23. Liu XK, Katchman A, Drici MD, Ebert SN, Ducic I, Morad M, Woosley RL (1998) Gender difference in the cycle length-dependent QT and potassium currents in rabbits. J Pharmacol Exp Ther 285:672–679
24. Locati EH, Zareba W, Moss AJ, Schwartz PJ, Vincent GM, Lehmann MH, Towbin JA, Priori SG, Napolitano C, Robinson JL, Andrews M, Timothy K, Hall WJ (1998) Age- and sex-related differences in clinical manifestations in patients with congenital long-QT syndrome: findings from the International LQTS Registry. Circulation 97:2237–2244
25. Makkar RR, Fromm BS, Steinman RT, Meissner MD, Lehmann MH (1993) Female gender as a risk factor for torsades de pointes associated with cardiovascular drugs. JAMA 270:2590–2597
26. Marchlinski FE, Deely MP, Zado ES (2000) Sex-specific triggers for right ventricular outflow tract tachycardia. Am Heart J 139:1009–1013
27. Maurer DK, Gervais HW, Dick WF, Rees GAD and a Working Group on CPR of the European Academy of Anaesthesiology, Update 1992 (1993) European Journal of Anaesthesiology 10:437–440
28. Myerburg RJ, Cox MM, Interian A Jr, Mitrani R, Girgis I, Dylewski J, Castellanos A (1999) Cycling of inducibility of paroxysmal supraventricular tachycardia in women and its implications for timing of electrophysiologic procedures. Am J Cardiol 83:1049–1054
29. Nakagawa M, Takahashi N, Nobe S, Ichinose M, Ooie T, Yufu F, Shigematsu S, Hara M, Yonemochi H, Saikawa T (2002) Gender Differences in various types of idiopathic ventricular tachycardia. J Cardiovasc Electrophysiol 13:633–638
30. Nordlander R, Edhag O, Ryden L, Wallgren E (1991) The Swedish pacemaker registry is a source of patient safety. Lakartidningen 88:1872–1884
31. Rashba EJ, Zareba W, Moss AJ, Hall WJ, Robinson J, Locati EH, Schwartz PJ, Andrews M (1998) Influence of pregnancy on the risk for cardiac events in patients with hereditary long QT syndrome. LQTS Investigators. Circulation 97:451–456
32. Rautaharju PM, Zhou SH, Wong S, Calhoun HP, Berenson GS, Prineas R, Davignon A (1992) Sex differences in the evolution of the electrocardiographic QT interval with age. Can J Cardiol 8:690–695
33. Rosano GM, Leonardo F, Sarrel PM, Beale CM, De Luca F, Collins P (1996) Cyclical variation in paroxysmal supraventricular tachycardia in women. Lancet 347:786–788
34. Saba S, Zhu W, Aronovitz MJ, Estes NA III, Wang PJ, Mendelsohn ME, Karas RH (2002) Effects of estrogen on cardiac electrophysiology in female mice. J Cardiovasc Electrophysiol 13:276–280
35. Timmermans C, Smeets JL, Rodriguez LM, Vrouchos G, van den Dool A, Wellens HJ (1995) Aborted sudden death in the Wolff-Parkinson-White syndrome. Am J Cardiol 76:492–494
36. Weiner CP, Lizasoain I, Baylis SA, Knowles RG, Charles IG, Moncada S (1994) Induction of calcium-dependent nitric oxide synthases by sex hormones. Proc Natl Acad Sci USA 91:5212–5216

M. Laule
G. Baumann
K. Stangl

Thrombose und Lungenembolie in der Schwangerschaft

Thrombosis and pulmonary embolism during pregnancy

Dr. Michael Laule (✉)
Prof. Dr. Gert Baumann
Prof. Dr. Karl Stangl
Medizinische Klinik
Schwerpunkt Kardiologie, Angiologie, Pneumologie
Universitätsklinikum Charité,
Campus Mitte
Schumannstr. 20–21
101117 Berlin, Germany

■ **Summary** During pregnancy there is a physiological adaptation towards hypercoagulability leading to a five times greater risk than in the non-pregnant state, especially if there are additional risk factors, such as thrombiphilia. Although pulmonary embolism is rare during pregnancy, it remains the leading cause of maternal mortality in western countries. The clinical signs are mostly unspecific and clinical diagnosis of venous thromboembolism is unreliable. Therefore, objective tests have to be used. Ultrasonography is preferred. However, if there is a high clinical probability and a negative sonography, radiographic tests should be performed because of low radiation exposure to the fetus. Low molecular weight heparins are the therapy of choice and are replacing unfractionated heparin due to fewer side effects as heparin induces thrombocytopenia and osteoporosis with long-term use. Cumarines should be avoided during pregnancy because of teratogenity and fetal bleeding risk but can be used safely post-partum.

■ **Schlüsselwörter** Thrombosis – pulmonary embolism – pregnancy

■ **Zusammenfassung** Eine physiologische, über die Gravidität zunehmende Hyperkoagulabilität erhöht das Risiko, während oder nach der Schwangerschaft eine venöse Thromboembolie zu erleiden um den Faktor 5, insbesondere wenn zusätzlich eine Thrombophilie vorliegt. Trotzdem Lungenembolien in der Gravidität selten auftreten sind sie doch die Hauptursache für maternale Mortalität. Klinische Zeichen sind oftmals unspezifisch, daher muss der Verdacht mit apparativen Untersuchungen validiert werden. Ultraschallverfahren werden bevorzugt. Bei unauffälligem Befund und hohem klinischen Verdacht sollte auf radiologische Bildgebung wegen der nur geringen Strahlenbelastung nicht verzichtet werden; dies gilt insbesondere für die Lungenembolie. Zur medikamentösen Prophylaxe und Therapie sollte niedermolekulares dem unfraktionierten Heparin wegen des günstigeren Nebenwirkungsprofils vorzogen werden. Kumarine sollten wegen ihrer teratogenen Wirkung bis auf Ausnahmesituationen während der Schwangerschaft nicht gegeben werden, sind aber postpartal anwendbar.

■ **Key words** Thrombose – Lungenembolie – Schwangerschaft

Durch die Adaptation des Gerinnungssystems in Richtung prokoagulatorischer Aktivierung ist das Risiko, eine venöse Thromboembolie während der Schwangerschaft zu erleiden, um den Faktor 5-6 erhöht. Dies gilt insbesondere bei Vorliegen von akquirierten Risikofaktoren wie Rauchen und/oder einer genetischen Suszeptibilität im Sinne einer thrombophilen Diathese.

Die akute Lungenembolie – wenngleich absolut gesehen ein nur relativ seltenes Ereignis – ist als Komplikation venöser Thrombosen die häufigste Ursache der maternalen Mortalität und Morbidität. Entsprechend notwendig ist die konsequente Prophylaxe, die sorgfältige Diagnostik symptomatischer Frauen sowie die adäquate Behandlung der venösen Thromboseembolie bei Schwangeren. Beides, Diagnostik und Therapie, sind in der Schwangerschaft erschwert: auf Seiten des Fötus besteht ein erhöhtes Risiko durch die Strahlenexposition bei bestimmten diagnostischen Maßnahmen; eine prophylaktische oder therapeutische antikoagulatorische Therapie wiederum beinhaltet maternale und fetale Risiken in Form von Teratogenität, Blutungskomplikationen, Osteoporose, heparininduzierter Thrombozytopenie und Allergien.

Pathophysiologie

Virchow, dessen Todestag sich heuer zum 100sten Male jährte, hat mit seiner Trias die pathophysiologischen Grundlagen venöser Thromboembolien schon treffend beschrieben: Stase, Gefäßschädigung und Hyperkoagulabilität. Diese Veränderungen treten in einer Schwangerschaft physiologischerweise auf, um den Anforderungen der Hämostase während des Geburtvorgangs gerecht zu werden. So kommt es zu einem Anstieg der prokoagulotorisch wirksamen Faktoren V, VII, VIII, IX, von Fibrinrogen und des von Willebrand Faktors. Zugleich entwickelt sich eine Resistenz gegen aktiviertes Protein C – dem natürlichen Antikoagulanz. Im weiteren sinkt der Protein-S-Spiegel, der Kofaktor des Protein C. Die Fibrinolyse wird durch Anstieg der Plasminogen-Aktivator-Inhibitoren 1 und 2 zusätzlich abgeschwächt [5, 13]. Die Kompression pelviner Venen führt bereits ab dem ersten Trimester zu einer relativen Abflussbehinderung mit einer zunehmenden, über 50%igen Flussreduktion, die sich erst ca. 6 Wochen postpartal wieder normalisiert. Durch die Kompression kommt es zu einer lokalen Gefäßirritation mit endothelialer Dysfunktion, die sich während der Geburt, insbesondere bei Kaiserschnitt, noch verstärken kann.

Diese Veränderungen führen dazu, dass in 85% der schwangerschaftsassoziierten Thrombosen die linke Becken-Beinachse betroffen ist (gegenüber 55% bei Nicht-Schwangeren) und die Thrombose weit häufiger ihren Ursprung in der ilieofemoralen Region hat (>70% vs. 9%) [13].

Epidemiologie und Risikofaktoren

Das Risiko, im Rahmen einer Schwangerschaft eine venöse Thromboembolie zu erleiden, ist 5- bis 7fach erhöht. Die exakte Inzidenz venöser Thromboembolien in graviditate ist allerdings nicht bekannt. Dies liegt zum einen in der häufig veränderten oder abgeschwächten Symptomatik der Thrombose in der Schwangerschaft, zum anderen verlaufen die häufigen distalen Thrombosen oft asymptomatisch. Andererseits kommt es auch häufig zu falsch positiven Einschätzungen: so kann bei klinischen Verdacht bei scheinbar typischer Symptomatik bei 3 von vier Schwangeren eine venöse Thromboembolie mit objektiven Untersuchungsverfahren nicht verifiziert werden [5]. In retrospektiven Analysen wird die Häufigkeit je nach untersuchtem Kollektiv zwischen 0,5 bis 2/1000 Schwangerschaften [5], 0,05-1,8% [8] und bei Hochrisikopatientinnen bis zu 20% [13] angegeben. Dabei weisen Patientinnen, die älter als 35 Jahre sind, ein etwa doppelt so hohes Risiko wie jüngere auf [13]. Bei der Hälfte der Patientinnen mit Thrombosen in graviditate findet sich eine hereditäre Thrombophilie [10]. Über die Häufigkeitsverteilung venöser Thromboembolien in der Ante- und Postpartalperiode existieren widersprüchliche Angaben. Während einzelne Autoren diese häufiger antepartal finden (0,6-1,2/1000 vs. 0,3-0,7/1000) [13], sprechen andere von einer 3- bis 5-mal häufigeren Inzidenz postpartal [5]. Neuere Arbeiten zeigen dagegen eine weitgehende Gleichverteilung der Häufigkeiten prä- und postpartal; auch findet sich präpartal keine Häufung in einzelnen Trimestern [9, 10]. Unstrittig ist jedoch, dass eine akute Lungenembolie häufiger im Kindsbett stattfindet.

Neben den bekannten Risikofaktoren Alter, Adipositas, Nikotinabusus, Immobilisierung, Sectio und Z. n. stattgehabter Thrombose wurde in letzter Zeit die besondere Relevanz angeborener thrombophiler Diathesen herausgearbeitet [7, 9, 19, 20, 23]. Die bekannten Mangelzustände an Antithrombin III, Protein C und Protein S gehen mit einer deutlichen, ca. 8fachen Risikoerhöhung einher (32-44%/3-22%/6-17%), kommen aber nur selten vor (<1%) [5, 7, 8, 10, 13]. Die häufigsten Thrombophilien sind die Faktor V Leiden Mutation (A1691G) (3-7% in der westlichen Bevölkerung), die heterozygot zu einen 7fachen, homozygot zu einer 80fachen thromboembolischen Exzessrisiko führt und die (G20210A) Mutation des Prothrombins (2%), die das Risiko für eine venöse Thromboembolie um den Faktor 2,1 ansteigen lässt [21, 22]. Eine kürzlich publizierte Fall-Kontroll-Studie fand ein Risiko von 1:500 für die Faktor V, 1:200 für die Prothrombin Mutation und 4,6:100 falls beide zugleich vorhanden waren und stimmt damit sehr gut mit einer retrospektiven Untersuchung an 72000 Frauen überein [9, 15]. Mutationen im Gen der Methyltetrahydrofolsäurereduktase (C677T MTHFR), die wesentlich an der Regulation der Homozysteinspiegel beteiligt ist, scheinen in der Schwangerschaft – möglicherweise wegen der häufig vorgenommenen Vitamin B- und Folsäuresubstitution – keine wesentliche Rolle zu spielen. Wie ist das diagnostische Vorgehen hinsichtlich genetischer Suszeptibilitätsfaktoren? Aufgrund der geringen Inzidenz der meisten Mutationen ist ein routinemäßiges Screening auf das Vorliegen einer Thrombophilie medizinisch nicht sinnvoll und beileibe nicht kosteneffektiv [4]. Screeningmaßnahmen sollten somit Patientinnen mit idiopathischer Thrombose in der Vorgeschichte oder einer positiven Familienanamnese vorbehalten bleiben. Das Screening besteht in der Analyse antikoagulatorisch wirksamer Faktoren (Antithrombin III, Protein C und S) und von Mutationen in Genen, die Gerinnungsfaktoren kodieren (Faktor V, Prothrombin). Weiter sollte nach Antiphospholipid-Antikörpern gesucht werden, weil diese die Schwangerschaft mit Thromboseraten von 5–12% komplizieren [5, 10].

Diagnostik

Die objektive Sicherung des Verdachts auf eine venöse Thromboembolie ist wegen der potenziellen Gefährdung der Mutter durch fulminante Lungenembolien und, auf längere Sicht, durch das postthrombotische Syndrom sowie wegen der Nebenwirkungen derzeit verfügbarer Therapeutika (Blutungen, Osteoporose, heparininduzierte Thrombozytopenie) zwingend erforderlich.

Die klinische Symptomatik gibt zwar Hinweise auf die Diagnose, ist jedoch mit erheblichen Unsicherheiten behaftet: Schmerz, Schwellung, Hautverfärbung – insbesondere, wenn diese Symptome das linke Bein betreffen – lenken selbstverständlich den Verdacht auf eine Thrombose. Dyspnoe, Tachykardie, Thoraxschmerz, Hämoptysen und Fieber können Zeichen ihrer Akutkomplikation, der Lungenembolie, sein. Die Diagnostik wird jedoch dadurch erschwert, dass diese Symptome häufig unspezifisch während Schwangerschaften auftreten, was zu falsch positiven Ergebnissen führt. Kohortenstudien zeigten, dass bei Patientinnen, die unter dem klinischen Verdacht venöse Thromboembolie vorgestellt wurden, lediglich in 5–8% sich diese Diagnose mit objektiven Methoden sichern lässt [2].

An erster Stelle im diagnostischen Eskalationsschema stehen Ultraschallverfahren. Hierbei kommt in erster Linie die Kompressions-Ultrasonographie zur Anwendung [25]. Wenngleich von der Erfahrung des Untersuchers abhängig, ist mindestens in der Oberschenkelregion und bis zur Trifurkation am Unterschenkel die Diagnose damit sicher zu stellen. Im Unterschenkelbereich und in der Iliakalregion nimmt die Genauigkeit der Methode jedoch deutlich ab. Sie kann zwar durch zusätzlichen Einsatz des Dopplers oder der farbkodierten Duplexsonographie verbessert werden, ist aber – ebenso wie die serielle Sonographie – für schwangere Patienten nicht validiert. Niedrige Plasmakonzentrationen von D-Dimern besitzen eine sehr hohe negative Prädiktion für venöse Thromboembolien. Bei erhöhten Werten ist die diagnostische Wertigkeit jedoch dadurch limitiert, dass D-Dimer-Spiegel mit dem Gestationsalter und bei komplizierter Schwangerschaft ansteigen und Grenzwerte bislang nicht definiert sind [2, 13].

Patientinnen mit hohem klinischen Verdacht auf eine Thrombose aber fehlendem Nachweis durch sonographische Verfahren sollten trotz der damit verbundenen Strahlenbelastung (<0,05–0,6 rad. begrenzt/bilateral ohne abdominelle Abschirmung) einer Phlebographie zugeführt werden [2]. Alternativ dazu entwickelt sich die Magnetresonanzphlebographie zunehmend als hilfreiche Methode ohne Strahlenbelastung, sie ist aber nicht flächendeckend verfügbar.

Bei dem Verdacht auf Lungenembolie stehen neben Blutgasanalyse, EKG und Echokardiographie, Verfahren mit Strahlenbelastung wie Röntgen-Thorax (<0,001 rad), Schnittbildverfahren, Perfusions-/Ventilationsszintigraphie sowie die Pumonalisangiographie zur Verfügung. Präferentiell kommen in der Diagnostik primär Verfahren ohne Strahlenbelastung, insbesondere die überall verfügbare Echokardiographie, zum Einsatz [1, 27]. Diese Methode ist besonders geeignet, die hämodynamische Kompromittierung des rechten Ventrikels darzustellen, in manchen Fällen gelingt auch die direkte Visualisierung thrombotischen Materials in den Kavitäten des rechten Herzens oder in der Arteria pulmonalis. Kann trotzdem die Diagnose nicht gesichert werden, sollte dann die Mehrzeilen-Computertomographie zum Einsatz kommen. Diese nur wenige Minuten beanspruchenden CT-Methoden bedeuten zwar eine (geringe) Strahlenbelastung (0,0013–0,03 rad) aber ihre Sensitivität und Spezifität ist mit über 90% sehr hoch [28]. Der zusätzliche Vorteil liegt darin, extravaskuläre pathologische Veränderungen mitzuerfassen und eine gegebenenfalls vorliegende Rechtsherzbelastung zu detektieren. Szintigraphische Verfahren, die eine ähnliche Strahlenbelastung aufweisen (Perfusionsszintigraphie 0,006–0,012; Ventilationsszintigraphie 0,001–0,035 rad) [2] werden zwar noch vielfach verwendet, haben aber entscheidende Nachteile: neben den größeren Zeitaufwand beträgt die Spezifität nur ca. 10% [5], in mindestens 20% sind bei Schwangernen nicht-diagnostische Scans zu erwarten [2]. Bei entsprechender Ausstattung und Logistik bietet die Magnetresonanztomographie eine Alternative. Die Strahlenbelastung entfällt, die Durchführung dauert jedoch deutlich länger und setzt die hämodynamische Stabilität der Schwangeren voraus. Die Pulmonalisangiographie wird aus diagnostischen Gründen nur noch in Ausnahmefällen eingesetzt, eine Indikation mag bei instabiler Patientin die Möglichkeit der Kombination mit therapeutischen Maßnahmen wie Thrombusfragmentation und lokale Lyse mit abgeben.

Therapie

Die Nebenwirkungen der Antikoagulantientherapie in Form von Teratogenität, Blutungen, Allergie, heparininduzierte Thrombocytopenie, Osteoporose erfordern eine strenge Indikationsstellung zur Langzeittherapie während der Schwangerschaft. Im klinischen Einsatz sind unfraktioniertes Heparin, Derivate wie niedermolekulare Heparine, Heparinoide, Kumarine und, seit kurzem, Pentasaccharid. Direkte Thrombininhibitoren wie Hirudin oder Ximelagatran – dessen Marktzulassung demnächst zu erwarten ist – passieren wegen ihrer geringen Molekülgröße die Plazenta und kommen daher allenfalls für die Postpartalperiode in Frage. Kumarine sind ebenfalls plazentagängig. Neben der potentiellen Blutungsgefährdung des Föten (insbesondere nach der 36. Woche) führen sie in ca. 5% zu der bekannten Kumarin-Embryopathie, wenn sie zwischen der 6. und 12. Gestationswoche gegeben werden. Da zusätzlich weitgehend unabhängig vom Zeitpunkt der Gabe Veränderungen des Zentralnervensystems auftreten können, erfordert die Kumarintherapie während der Schwangerschaft eine sehr strenge Indikationsstellung (z. B. bei Hochrisikopatientinnen mit künstlichen Herzklappen). Postpartal ist die Anwendung weniger problematisch, weil Kumarine nicht in die Muttermilch übergehen. Unfraktioniertes und niedermolekulares Heparin, Danaparoid und das Pentasaccharid Fondaparinux passieren die Plazenta nicht und sind somit für den Fötus weitgehend sicher [2, 10, 17].

Die wesentliche maternale Komplikation stellen Blutungen dar. Für unfraktioniertes Heparin beträgt die Rate an schweren Blutungen bei Schwangeren 2%. Für niedermolekulares Heparin scheint diese Rate niedriger zu sein [2]. Ca. 3% nicht-schwangeren Patientinnen entwickeln unter Therapie eine heparininduzierte Thrombozytopenie Typ 2 (HIT 2). Dies macht eine regelmäßige Kontrolle der Thrombozytenzahlen in wöchentlichem bis monatlichem Abstand nötig. Bei Verwendung von niedermolekularem Heparin tritt die HIT 2 deutlich seltener auf [12]. Schließlich kann die Langzeittherapie mit unfraktioniertem Heparin zu einer vermehrten Osteoporose führen. An einer kleinen Studie konnte gezeigt werden, dass die Verminderung der Knochendichte bei der Anwendung von niedermolekularem Heparin seltener auftritt [6]. Mit einer besseren Bioverfügbarkeit und geringerem Monitoringaufwand bieten niedermolekulare Heparine weitere Vorteile gegenüber unfraktioniertem Heparin [18, 24]. Die Anwendung ist jedoch bei bestehender Niereninsuffizienz wegen der renalen Ausscheidung problematisch und im Notfall ist Protamin als Antidot nur bedingt verwendbar.

Bezüglich des kürzlich für die Prophylaxe von Hochrisikopatienten zugelassenen Pentasaccharid Fondaparinux gibt es derzeit für die Schwangerschaft noch keine Daten. Theoretisch besitzt es (fehlende Plazentagängigkeit, derzeit keine Berichte über heparininduzierte Thrombozytopenie und Osteoporose, gute Wirksamkeit und Einmalgabe) das Potential, die Alternative zur derzeit verfügbaren Therapie zu werden.

■ Thromboseprophylaxe bei Hochrisikopatientinnen

Frauen mit venöser Thromboembolie, bei denen ein temporärer Risikofaktor vorlag, weisen ein nur geringes Rezidivrisiko auf und bedürfen präpartal keiner medikamentösen prophylaktischen Therapie [3]. Postpartal sollte eine Prophylaxe für 4–6 Wochen erfolgen. Bei idiopathischer Thrombose, positiver Familienanamnese oder Thrombophilie, sollte während und bis 6 Wochen post partum eine Thromboseprophylaxe durchgeführt werden [2, 10]. Als Antikoagulanz wird niedermolekulares Heparin in der jeweiligen Prophylaxedosis bevorzugt. Alternativ kann unfraktioniertes Heparin mit 2×5000 i. E./die bzw. adjustiert auf einen anti-Xa Spiegel von 0,1–0,3 U/ml gegeben werden. Postpartal ist die Anwendung von Kumarinen (überlappend mit Heparin) mit einer INR von 2–3 möglich [2, 10, 13]. Supportiv sollten Kompressionsstrümpfe getragen werden.

■ Tiefe Venenthrombose

Für die Therapie der Venenthrombose während der Schwangerschaft wird niedermolekulares Heparin in der gewichtsadaptierten Dosierung je nach Hersteller empfohlen. Weil das Gewicht mit Fortschreiten der Gravidität zunimmt und kontrollierte Studien zur exakten Dosierung fehlen, sollte monatlich der anti-Xa-Spiegel 4 h nach der Morgengabe bestimmt werden. Die Dosis muss so adjustiert werden, dass bei zweimaliger Gabe/die ein anti-Xa Spiegel von 0,5–1,2 U/ml erreicht wird [2, 10]. Alternativ wird eine Zieldosis in der Sekundärprophylaxe (ab dem 14. Tag) mit der Hälfte der Initialdosis (anti-Xa 0,3–0, 6 U/ml) empfohlen [26]. Unfraktioniertes Heparin kann nach einem intravenösen Bolus von 5000 i.E., initialer PTT-adjustierter (1,5–2,5fach verlängert) Infusion und dann im Verlauf in adjustierter, zweimal täglicher subcutaner Gabe verwendet werden. Die PTT sollte alle ein bis zwei Wochen kontrolliert werden. Tritt eine Heparinresistenz mit steigendem Dosisbedarf auf, so kann dies an einer vermehrten Plasmaeiweißbindung und an einem Anstieg des Faktor VIII liegen. Die Dosis sollte dann nach dem anti-Xa-Spiegel (0,3–0,7; 6 h nach Gabe) justiert werden. Bei Patientinnen, die therapeutisch antikoaguliert sind, sollte vor der Geburt auf die intravenöse Gabe von Heparin umgestellt werden; diese sollte 24 h vor Einleitung der Geburt beendet oder gegebenenfalls mit Protamin antagonisiert werden. Postpartal sollte die Antikoagulation so früh wie möglich – üblicherweise innerhalb der ersten 12 h – wieder gestartet werden. Die Kumarintherapie kann bereits am ersten Tag post partum überlappend begonnen werden, sie wird dann für mindestens 4 Wochen oder die übliche Zeitdauer nach Thrombosen fortgesetzt [2, 10, 12, 14, 26].

Eine fibrinolytische Therapie ist wegen des erheblichen Blutungsrisikos nur in Ausnahmesituationen (z.B. Phlegmasie) zu erwägen. Vena cava Sperrfilter (möglichst temporär) sind nur dann indiziert, wenn bei hohem Embolierisiko eine Kontraindikation gegen eine Antikoagulation vorliegt, wie etwa eine Blutungskomplikation um den Geburtstermin herum.

■ Lungenembolie

Therapieziele sind die Verhinderung von Thrombusaszension/apposition und von Rezidivembolien durch Antikoagulation, die Vermeidung von Hypoxien (insbesondere des Föten) durch frühzeitige maschinelle Beatmung und die Stabilisierung der Hämodynamik mit Volumenzufuhr, kreislaufaktiven Pharmaka und rascher Wiedereröffnung der Lungenstrombahn [1]. Die Antikoagulationstherapie wird analog der tiefen Thrombose mit niedermolekularem oder unfraktioniertem Heparin durchgeführt. Bei instabilem Patienten wird die intravenöse Gabe von Heparin meist bevorzugt [2, 10]. Bezüglich einer thrombolytischen Therapie gibt die Literatur nur spärliche Hinweise [1, 29]. Mit Streptokinase wurde eine Blutungskomplikationsrate von 8% berichtet. Möglicherweise ist diese unter Verwendung von rt-PA wegen der kürzeren Anwendungsdauer (10 mg Bolus, 90 mg über 2 h) geringer [29]. Während bei fulminanter Lungenembolie (Stadium IV) oder in Reanimationssituationen Einigkeit über die Indikation zur Lyse besteht, ist der Nutzen bei massiver Lungenembolie (Stadium III) nicht klar [11]. Eine jüngste Untersuchung an nicht-schwangeren Patienten fand bezüglich der Gesamtmortalität keinen Unterschied zwischen der Lyse und einer Heparintherapie mit Rescue-Lyse [16]. Angesichts der Blutungskomplikationen ist die Indikation in der Schwangerschaft, inbesondere um den Geburtstermin streng zu stellen.

Literatur

1. Guidelines on diagnosis and management of acute pulmonary embolism (2000) Task force on pulmonary embolism. European society of cardiology. Eur Heart J 21(16):1301–1336
2. Bates SM, Ginsberg JS (2002) How we manage venous thromboembolism during pregnancy. Blood [epub ahead of print]
3. Brill-Edwards P, Ginsberg JS, Gent M, Hirsh J, Burrows R, Kearon C, Geerts W, Kovacs M, Weitz JI, Robinson KS, Whittom R, Couture G (2000) Safety of withholding heparin in pregnant women with a history of venous thromboembolism. Recurrence of clot in this pregnancy study group. N Engl J Med 343(20):1439–1444
4. Clark P, Twaddle S, Walker ID, Scott L, Greer IA (2002) Cost-effectiveness of screening for the factor V Leiden mutation in pregnant women. Lancet 359(9321):1919–1920
5. Dizon-Townson D (2002) Pregnancy-related venous thromboembolism. Clin Obstet Gynecol 45(2):363–368
6. Eldor A (2002) The use of low-molecular-weight heparin for the management of venous thromboembolism in pregnancy. Eur J Obstet Gynecol Reprod Biol 104(1):3–13
7. Eldor A (2001) Thrombophilia and its treatment in pregnancy. J Thromb Thrombolysis 12(1):23–30
8. Eldor A (2001) Thrombophilia, thrombosis and pregnancy. Thromb Haemost 86(1):104–111
9. Gerhardt A, Scharf RE, Beckmann MW, Struve S, Bender HG, Pillny M, Sandmann W, Zotz RB (2000) Prothrombin and factor V mutations in women with a history of thrombosis during pregnancy and the puerperium. N Engl J Med 342(6):374–380
10. Ginsberg JS, Greer I, Hirsh J (2001) Use of antithrombotic agents during pregnancy. Chest 119(Suppl 1):122S–131S
11. Goldhaber SZ (2001) Thrombolysis in pulmonary embolism: a debatable indication. Thromb Haemost 86(1):444–451

12. Greer IA (2002) Exploring the role of low-molecular-weight heparins in pregnancy. Semin Thromb Hemost 28(Suppl 3):25–32
13. Greer IA (2001) Management of venous thromboembolism in pregnancy. Best Pract Res Clin Obstet Gynaecol 15(4):583–603
14. Greer IA (2001) The acute management of venous thromboembolism in pregnancy. Curr Opin Obstet Gynecol 13(6):569–575
15. Greer IA (2000) The challenge of thrombophilia in maternal-fetal medicine. N Engl J Med 342(6):424–425
16. Konstantinides S, Geibel A, Heusel G, Heinrich F, Kasper W (2002) Heparin plus alteplase compared with heparin alone in patients with submassive pulmonary embolism. N Engl J Med 347(15):1143–1150
17. Lagrange F, Vergnes C, Brun JL, Paolucci F, Nadal T, Leng JJ, Saux MC, Banwarth B (2002) Absence of placental transfer of pentasaccharide (Fondaparinux, Arixtra) in the dually perfused human cotyledon in vitro. Thromb Haemost 87(5):831–835
18. Lepercq J, Conard J, Borel-Derlon A, Darmon JY, Boudignat O, Francoual C, Priollet P, Cohen C, Yvelin N, Schved JF, Tournaire M, Borg JY (2001) Venous thromboembolism during pregnancy: a retrospective study of enoxaparin safety in 624 pregnancies. BJOG 108(11):1134–1140
19. Martinelli I, De Stefano V, Taioli E, Paciaroni K, Rossi E, Mannucci PM (2002) Inherited thrombophilia and first venous thromboembolism during pregnancy and puerperium. Thromb Haemost 87(5):791–795
20. Meinardi JR, Middeldorp S, de Kam PJ, Koopman MM, van Pampus EC, Hamulyak K, Prins MH, Buller HR, van der Meer J (2002) The incidence of recurrent venous thromboembolism in carriers of factor V Leiden is related to concomitant thrombophilic disorders. Br J Haematol 116(3):625–631
21. Middeldorp S, Libourel EJ, Hamulyak K, Van der Meer J, Buller HR (2001) The risk of pregnancy-related venous thromboembolism in women who are homozygous for factor V Leiden. Br J Haematol 113(2):553–555
22. Middeldorp S, Meinardi JR, Koopman MM, van Pampus EC, Hamulyak K, van Der Meer J, Prins MH, Buller HR (2001) A prospective study of asymptomatic carriers of the factor V Leiden mutation to determine the incidence of venous thromboembolism. Ann Intern Med 135(5):322–327
23. Pabinger I, Grafenhofer H, Kyrle PA, Quehenberger P, Mannhalter C, Lechner K, Kaider A (2002) Temporary increase in the risk for recurrence during pregnancy in women with a history of venous thromboembolism. Blood 100(3):1060–1062
24. Rodie VA, Thomson AJ, Stewart FM, Quinn AJ, Walker ID, Greer IA (2002) Low molecular weight heparin for the treatment of venous thromboembolism in pregnancy: a case series. BJOG 109(9):1020–1024
25. Rudofsky G, Michler E (2002) Diagnostic imaging of deep leg and pelvic vein thromboses. Internist (Berl) 43(1):27–28, 31–35
26. Schellong SM, Schwarz T (2002) Differential therapy of deep venous thrombosis of the leg veins. Internist (Berl) 43(1):36, 39–46
27. Vieillard-Baron A, Page B, Augarde R, Prin S, Qanadli S, Beauchet A, Dubourg O, Jardin F (2001) Acute cor pulmonale in massive pulmonary embolism: incidence, echocardiographic pattern, clinical implications and recovery rate. Intensive Care Med 27(9):1481–1486
28. Winer-Muram HT, Boone JM, Brown HL, Jennings SG, Mabie WC, Lombardo GT (2002) Pulmonary embolism in pregnant patients: fetal radiation dose with helical CT. Radiology 224:487–492
29. Yap LB, Alp NJ, Forfar JC (2002) Thrombolysis for acute massive pulmonary embolism during pregnancy. Int J Cardiol 82(2):193–194

U. Müller-Werdan

Die Frau als Intensivpatientin: Sepsis, Beatmung, Sedierung

Women as intensive care patients: sepsis, mechanical ventilation, sedation

Priv.-Doz. Dr. Ursula Müller-Werdan (✉)
Universitätsklinik und Poliklinik
für Innere Medizin III
Universität Halle-Wittenberg
Ernst-Grube-Straße 40
06097 Halle, Germany
Tel.: 03 45 / 5 57-28 16
Fax: 03 45 / 5 57-20 72
E-Mail: ursula.mueller-werdan@medizin.uni-halle.de

■ **Summary** Several observational studies pointed to a survival benefit of women in severe sepsis and a reduced incidence of septic complications after trauma. A sexual dimorphism of humoral and cellular immune response, which is enhanced in females, could be the underlying reason for this gender difference. Interesting recent studies moreover demonstrated that certain polymorphisms of the TNF and LBP gene locus relate to a worse prognosis of sepsis in men only. It is currently being discussed, if from this evidence the necessity of a gender specific therapy of sepsis can be deduced.

■ **Key words** Sepsis – MODS – gender differences – TNF – polymorphisms

■ **Zusammenfassung** Mehrere Beobachtungsstudien weisen auf einen Überlebensvorteil von Frauen bei schwerer Sepsis bzw. eine verminderte Inzidenz septischer Komplikationen nach Trauma hin. Dem könnte der sexuelle Dimorphismus der humoralen und zellulären Immunantwort zugrunde liegen, die bei Frauen und weiblichen Säugetieren verstärkt ist. Interessante neue Studien zeigen darüber hinaus, dass bestimmte Polymorphismen des TNF- und LBP-Genlocus nur bei Männern mit einer schlechteren Prognose der Sepsis assoziiert sind. Derzeit wird diskutiert, ob sich daraus die Notwendigkeit einer geschlechtsspezifischen Behandlung der Sepsis ableiten lässt.

■ **Schlüsselwörter** Sepsis – MODS – Geschlechtsunterschiede – TNF – Polymorphismen

Östrogenrezeptoren und kardiovaskuläre Östrogenwirkungen

Östrogene entfalten an zahlreichen Zellspezies genomische Effekte durch Aktivierung der beiden bekannten Östrogenrezeptoren α und β, die beide zur Superfamilie der Steroidrezeptoren gehören [9] und als Ligand-aktivierte Transkriptionsfaktoren die Expression Östrogen-responsiver Elemente des Genoms induzieren [10]. Daneben zeitigen Östrogene noch wenig verstandene rasche, nicht-genomische Effekte, etwa eine NO-abhängige Vasodilatation 5–20 Minuten nach Gabe von Östrogen, die nicht durch eine Veränderung der Genexpression zustande kommt, sondern durch eine direkte Einflussnahme auf zytosolische Signalkaskaden. Die beiden Östrogenrezeptoren können sowohl als Homo- als auch als Heterodimere biologische Wirkungen entfalten, die darüber hinaus durch Coaktivatoren oder Corepressoren moduliert werden. Die Erforschung der Komplexität und Pleiotropie von Östrogenwirkungen ist ein „evolving field" mit einem hohen Wissenszuwachs seit der Klonierung des Östrogen-β-Rezeptors vor erst wenigen Jahren.

Die unterschiedliche Inzidenz kardiovaskulärer Erkrankungen zwischen Männern und Frauen wurde bislang überwiegend dem günstigen Einfluss der Östrogene auf die Serumkonzentrationen von Lipoproteinen zugeschrieben. Jedoch ist mittlerweile erkannt, dass zahlreiche Organe direkte Effektoren der Östrogene sind, z.B. auch Gefäße, Herz, Knochen und das Gehirn. Schätzungsweise sind nur etwa ein Drittel der klinisch beobachteten protektiven Östrogenwirkungen unmittelbar der günstigen Beeinflussung der Serumlipidprofile zuzuschreiben [9]; direkte Wirkungen am Gefäßsystem tragen offenbar wesentlich zur geringeren kardiovaskulären Morbidität bei Frauen bei.

Sexueller Dimorphismus der Immunantwort

Frauen haben im Vergleich zu Männern zwar einen Benefit hinsichtlich der Entwicklung atherosklerotischer Herz-Kreislauf-Erkrankungen, jedoch treten Autoimmunerkrankungen bei Frauen deutlich häufiger auf (z.B. systemischer Lupus erythematodes, Hashimoto Thyreoditis, rheumatoide Arthritis). Experimentelle und klinische Untersuchungen belegen geschlechtsspezifische Unterschiede in der humoralen und zellulären Immunantwort [1]. So haben Frauen im Mittel höhere Plasmaantikörperspiegel als Männer, und die zelluläre Immunantwort ist bei weiblichen Säugetieren verstärkt. Rezeptoren für Sexualhormone wurden auf verschiedenen Zellen des Immunsystems nachgewiesen und bilden die Basis für diesen sexuellen Dimorphismus der Immunantwort [1].

Der Krankheitsverlauf bei Sepsis, Schock und Trauma wird wesentlich von der akut eskalierenden Entzündungsreaktion des Organismus determiniert, zu der sowohl die angeborene als auch die erworbene Immunität beitragen. Im Tiermodell werden sowohl eine bakterielle Sepsis als auch ein hämorrhagisches Trauma von weiblichen Mäusen deutlich besser toleriert. Die Arbeitsgruppe von Chaudry konnte so nachweisen, dass männliche Mäuse nach hämorrhagischem Trauma eine deutlich schlechtere Herzfunktion haben als weibliche und dass sich die Herzfunktion dieser männlichen Tiere durch Kastration oder Testosteronantagonisten verbessern ließ. Barrow et al. berichteten 1990 [2] über einen erstaunlichen Unterschied bei der Letalität von Mädchen (n=67) und Jungen (n=118), die im Mittel 5,1 bzw. 5,8 Jahre alt waren, nach schweren Brandverletzungen: trotz ähnlichem Schweregrad der erlittenen Verbrennungen war die Sterblichkeit der Knaben (15 von 118) signifikant größer als die der Mädchen (3 von 67). Diese Beobachtung wirft die Frage auf, inwieweit bereits bei Kindern vor der Pubertät Unterschiede im Immunsystem bestehen.

Geschlechtsunterschiede bei der menschlichen Sepsis – Beobachtungsstudien

Folgende Studien zeigten einen Vorteil für Frauen bei der Sepsis:
- Schröder et al. [14] zeigten erstmals und prospektiv bei Patienten einer chirurgischen Intensivstation, dass die Sepsis-Letalität von Frauen (26%) ganz erheblich besser war als die der männlichen Patienten (70%). Dabei unterschieden sich die 19 Frauen und 33 Männer zum Zeitpunkt der Diagnose der Sepsis nicht im Schweregrad des Multiorgandysfunktionssyndroms, wie anhand des APACHE-II-Scores und des MOD-Scores belegt wurde; auch die Sepsisursachen waren vergleichbar. Im zeitlichen Verlauf entwickelten sich jedoch die Zytokinprofile bei Männern und Frauen unterschiedlich: im männlichen Patientenkollektiv stieg der mittlere TNF-α-Spiegel progredient an und war an Tag 10 signifikant erhöht im Vergleich zur weiblichen Patientengruppe; dagegen waren bei den Frauen die IL-10-Werte erhöht (signifikant an den Tagen 3 und 5), hinsichtlich des IL-6 ergab sich kein signifikanter Unterschied. Die Autoren vermuteten, dass die bessere Prognose der Frauen durch die erhöhten Spiegel des antiinflammatorischen IL-10 mitbedingt sein könnte.
- Offner et al. [12] fanden im Rahmen einer prospektiven Kohortenstudie in einem Traumazentrum, dass männliches Geschlecht ein unabhängiger Risikofaktor für schwere Infektionen nach Trauma ist. Eingeschlossen in die Studie wurden 545 Patienten, 410 Männer und 135 Frauen, mit einem Injury Severity Score (ISS) >15, die mehr als 48 h überlebten. In der multiplen logistischen Regressionsanalyse erwiesen sich Patientenalter, ISS und männliches Geschlecht als unabhängige Risikofaktoren für eine schwere Infektion. Männer hatten unter Berücksichtigung von Alter und ISS ein 58% höheres Risiko, eine schwere Infektion zu entwickeln.
- Nach schwerem Trauma (ISS ≥25) fanden Oberholzer et al. [11] bei Männern eine erhöhte Inzidenz von posttraumatischer Sepsis (30,7%) und Multiorgandysfunktionssyndrom (29,6%) im Vergleich zu Frauen (17,0% und 16,0%). Darüber-

hinaus waren die Plasmaspiegel von Procalcitonin und Interleukin-6 bei Männern höher. Die Autoren schlussfolgerten aus dieser Untersuchung von 911 Männern und 365 Frauen, dass Frauen immunologisch gegen ein septisches Geschehen besser gewappnet seien als Männer.

■ Wichmann et al. [17] werteten prospektiv über 7 Jahre gesammelte Daten einer chirurgischen Intensivstation aus (2709 Männer und 1509 Frauen). Sie fanden bei Männern zwar eine erhöhte Inzidenz schwerer septischer Komplikationen (10,4% vs. 7,6%), aber keinen Unterschied in der Sepsisbezogenen Letalität (64,9% vs. 65,5%).

Andererseits gibt es auch eine Studie [5], die in einer retrospektiven Analyse prospektiv gesammelter Daten einer chirurgischen Intensivstation keinen signifikanten Unterschied in der Sepsis-Sterblichkeit zwischen Männern und Frauen ergab. Im Subkollektiv der Altergruppe der 80–89-Jährigen war die Sterblichkeit der Frauen sogar signifikant höher. Die multivariate Varianzanalyse ergab, dass weibliches Geschlecht ein unabhängiger Prädiktor einer erhöhten Sterblichkeit bei kritisch kranken chirurgischen Patienten mit Infektionen sei.

Genotyp und Sepsis – gibt es Geschlechtsunterschiede?

TNF-α ist ein zentraler Mediator der natürlichen Immunabwehr und gilt als wesentlicher Trigger der eskalierenden systemischen Entzündungsreaktion in der Sepsis. Der TNF Genlocus (Gene für TNF-α und TNF-β) des Menschen ist innerhalb des major histocompatibility complex (MHC) auf dem kurzen Arm des Chromosoms 6 angesiedelt. Es sind mehrere Polymorphismen des TNF-Locus identifiziert worden. Homozygotie für das Allel TNFB2 des TNFn Polymorphismus (NcoI), der innerhalb des ersten Introns des TNF-β-Gens liegt, ist bei septischen Patienten assoziiert mit einer verstärkten Freisetzung von TNF-α und einer erhöhten Letalität [15]. In einer nachfolgenden Untersuchung von 110 Traumapatienten (ISS $\geq$17), von denen 53 eine schwere Sepsis entwickelten, war die Inzidenz der Sepsis bei Homozygotie für TNFB2 signifikant erhöht [8], und bei denjenigen Sepsispatienten, die homozygot für TNFB2 waren, fanden sich signifikant erhöhte TNF-Serumkonzentrationen. Eine weitere Studie fand überraschend, dass nur bei Männern - nicht bei Frauen - der Genotyp TNFB2/TNFB2 mit einer erhöhten Letalität der schweren Sepsis assoziiert ist [13].

Eine analoge Konstellation fand sich für einen Polymorphismus des LBP (Lipopolysaccharid-bindendes Protein) in der Sepsis [6]: nur bei Männern war der LBP-Polymorphismus, der an der Position 98 zum Austausch von Cystein gegen Glycin führt, mit einer Prädisposition zur Sepsis assoziiert. Homozygote Patienten für diesen und/oder einer weiteren LBP-Polymorphismus (Pro436->Leu) waren ausschließlich Nicht-Überlebende der Sepsis.

Geschlechtsunterschiede bei Beatmung und Sedierung?

Geschlechtsunterschiede bei Anästhesie, Ventilation und Gasaustausch sind klinisch erst wenig untersucht worden. Bei Frauen nach aorto-koronaren Bypassoperationen war in zwei Studien die Dauer der Intubation und die Dauer des Intensivstationsaufenthalts länger als bei den Männern [3,4]. Weitere Hinweise liefert die experimentelle Intensivmedizin am Rattenmodell [16]: die Tiere wurden mit Pentobarbital narkotisiert und intubiert, um bei Spontanatmung die ventilatorische Reaktion auf O_2 und CO_2 zu untersuchen. Weibliche Ratten benötigten 30% weniger Anästhetikum. Sie hatten bei Hyperoxie und Hyperkapnie sowie milder Hypoxie einen geringeren Atemantrieb.

Der Mann als Intensivpatient

Aufgrund der aktuellen experimentellen und klinischen Datenlage kann davon ausgegangen werden, dass für Männer eine stärkere Gefährdung besteht, auf infektiöse und nicht-infektiöse Stimuli mit einer schweren Sepsis zu reagieren. Insbesondere die Arbeitsgruppe von Chaudry [1, 7] hat sich der Frage angenommen, ob eine geschlechtsspezifische Behandlung der Sepsis erforderlich und möglich ist. Im Tiermodell konnten Kastration, Testosteronrezeptorantagonisten oder Östrogenbehandlung die Organdysfunktionen bei hämorrhagischem Schock bessern. Zur Anwendung am Menschen wird Dehydroepiandrosteron (DHEA) diskutiert [7], ein Steroidhormon der Nebenniere, das an Östrogenrezeptoren bindet; klinische Studien mit Sepsispatienten liegen allerdings nicht vor.

Literatur

1. Angele MK, Schwacha MG, Ayala A, Chaudry IH (2000) Effect of gender and sex hormones on immune responses following shock. Shock 14:81–90
2. Barrow RE, Herndon DN (1990) Incidence of mortality in boys and girls after severe thermal burns. Surg Gynecol Obstet 170:295–298
3. Butterworth J, James R, Prielipp R, Cerese J, Livingston J, Burnett D, and the CABG Clinical Benchmarking Database Participants (2000) Female gender associates with increased duration of intubation and length of stay after coronary artery surgery. Anesthesiology 92:414–424
4. Capdeville M, Lee JH, Taylor AL (2001) Effect of gender on fast-track recovery after coronary artery bypass graft surgery. J Cardiothorac Vasc Anesth 15:146–151
5. Eachempati SR, Hydo L, Barie PS (1999) Gender-based differences in outcome in patients with sepsis. Arch Surg 134:1342–1347
6. Hubacek JA, Stüber F, Fröhlich D, Book M, Wetegrove S, Ritter M, Rothe G, Schmitz G (2001) Gene variants of the bactericidal/permeability increasing protein and lipopolysaccharide binding protein in sepsis patients: gender-specific genetic predisposition to sepsis. Crit Care Med 29:557–561
7. Jarrar D, Kuebler JF, Wng P, Bland KI, Chaudry IH (2001) DHEA: a novel adjunct for the treatment of male trauma patients. Trends in Molecular Medicine 7:81–85
8. Majetschak M, Flohe S, Obertacke U, Schröder J, Staubach K, Nast-Kolb D, Schade U, Stüber F (1999) Relation of a TNF gene polymorphism to severe sepsis in trauma patients. Ann Surg 230:207–214
9. Mendelsohn ME, Karas RH (1999) The protective effects of estrogen on the cardiovascular system. N Engl J Med 340:1801–1811
10. Moggs JG, Orphanides G (2001) Estrogen receptors: orchestrators of pleiotropic cellular responses. EMBO reports 2:775–781
11. Oberholzer A, Keel M, Zellweger R, Steckholzer U, Trentz O, Ertel W (2000) Incidence of septic complications and multiple organ failure in severely injured patients is sex specific. J Trauma 48:932–937
12. Offner PJ, Moore EE, Biffl WL (1999) Male gender is a risk factor for major infections after surgery. Arch Surg 134:935–940
13. Schröder J, Kahlke V, Book M, Stüber F (2000) Gender differences in sepsis: genetically determined? Shock 14:307–311
14. Schröder J, Kahlke V, Staubach K-H, Zabel P, Stüber P (1998) Gender differences in human sepsis. Arch Surg 133:1200–1205
15. Stüber F, Petersen M, Bokelmann F, Schade U (1996) A genomic polymorphism within the tumor necrosis factor locus influences plasma tumor necrosis factor-concentrations and outcome of patients with severe sepsis. Crit Care Med 24:381–384
16. Torbati D, Ramirez J, Hon E, Camacho MT, Sussmane JB, Raszynski A, Wolfsdorf J (1999) Experimental critical care in rats: gender differences in anesthesia, ventilation, and gas exchange. Crit Care Med 27:1878–1884
17. Wichmann MW, Inthorn D, Andress H-J, Schildberg FW (2000) Incidence and mortality of severe sepsis in surgical intensive care patients: the influence of patient gender on disease process and outcome. Intensive Care Med 26:167–172

H. Halle

Peripartales Management bei herzkranken Schwangeren aus geburtshilflicher Sicht

Prof. Dr. Horst Halle (✉)
Klinik f. Frauenheilkunde u. Geburtshilfe
Univ.-Klinikum Charité
Abt. Geburtshilfe, Campus Mitte
Schumannstraße 20/21
10117 Berlin, Germany
Tel.: +49-0 30/4 50 56 40 61
Fax: +49-0 30/4 50 56 49 41
E-Mail: horst.halle@charite.de

Peripartal management of pregnant congenital heart disease women from the view of prenatal care

■ **Summary** The number of pregnant women suffering from heart disease has significantly risen in recent years. The number of these women with congenital heart disease has shown an especially great increase: owing to the fact that successful cardiosurgical intervention has enhanced the quality of life of such patients, and has encouraged them to consider motherhood as a realistic prospect. Treatment of heart patients during pregnancy should take place under supervision of an experienced team in a medical center with sufficient background in such therapy. In addition to obstetricians and cardiologists, this team should also include prenatal diagnosticians for fetal echocardiography, anesthetists, as well as neonatologists. The physiological alterations that take place in the hemodynamics of a pregnant woman result in cardiac stress that can in turn lead to deterioration of cardiac output. The care of pregnant patients requires special attention in those phases of pregnancy associated with particular cardiac stress: i.e., the third trimester, delivery, and puerperium. The therapy of pregnant patients suffering from heart disease should always take sufficient account of the fact that their pregnancy will affect their basic disease and that this circumstance will, in turn, influence the course of pregnancy and the fetus itself.

■ **Key words** Pregnancy – heart disease – delivery – peripartal management

■ **Zusammenfassung** Die Zahl der herzkranken Schwangeren hat in den letzten Jahren deutlich zugenommen. Der Anteil an Frauen mit angeborenen Vitien ist dabei besonders angestiegen, da die erfolgreichen kardiochirurgischen Interventionen die Lebensqualität verbessert haben und dadurch der Wunsch nach einem Kind realistisch erscheint.

Die Betreuung in der Schwangerschaft sollte durch ein erfahrenes Team in einem Zentrum erfolgen, das über ausreichend Erfahrungen verfügt. Neben dem Geburtshelfer und dem Kardiologen gehören ein Pränataldiagnostiker für die fetale Echokardiographie, der Anästhesist und der Neonatologe dazu.

Durch die physiologischen Veränderungen der Hämodynamik in der Schwangerschaft kommt es zu kardialen Belastungen, die zu einer Verschlechterung der Herzleistung führen können. Bei der Schwangerenbetreuung bedürfen die Phasen mit einer besonderen Belastung, im III. Trimenon, bei der Entbindung und im Wochenbett einer speziellen Aufmerksamkeit.

Bei der Führung von herzkranken Schwangeren muss immer bedacht werden, dass die Schwangerschaft Auswirkungen auf die Grunderkrankung und diese wiederum auf den Schwangerschaftsverlauf und den Feten hat.

■ **Schlüsselwörter** Schwangerschaft – Herzerkrankung – Entbindung – Peripartales Management

Die Betreuung von herzkranken Schwangeren sollte immer im Team erfolgen. Neben dem Geburtshelfer, der über Erfahrungen in der Betreuung von herzkranken Schwangeren verfügt und dem Kardiologen sollten der Genetiker, der Pränataldiagnostiker (DEGUM II/III), der Anästhesist und der Neonatologe in die Betreuung dieser Gruppe von Schwangeren einbezogen werden.

In einer Reihe von angeborenen Herzfehlern mit eingeschränkter Herzfunktion sollte die Frau möglichst präkonzeptionell von ihrem Kardiologen die eigene Belastbarkeit beurteilen lassen. Aus den aktuellen Befunden ist zu entscheiden, ob eine Veränderung der medikamentösen Therapie erforderlich ist oder ob eventuell noch eine operative Korrektur vor einer Schwangerschaft in Betracht kommt.

Bei Frauen mit einer kontinuierlichen Einnahme von oralen Antikoagulantien ist über eine Umstellung auf Heparine zu entscheiden, um einer möglichen Warfarinembryopathie vorzubeugen. In jedem Fall ist das Betreuungskonzept zur Antikoagulation zu besprechen, wenn eine Schwangerschaft eingetreten ist.

Die Konsultation des Genetikers ist bei Frauen oder dem Kindesvater mit angeborenen Vitien sinnvoll, um über ein kalkulierbares Wiederholungsrisiko beim Kind und die möglichen diagnostischen Schritte in der Schwangerschaft zu sprechen (1). Das Risiko für einen angeborenen Herzfehler beim Kind wird mit 5–6% angegeben, wenn die Mutter an einem angeborenen Vitium leidet, mit 2–4%, wenn der Kindesvater ein angeborenes Herzleiden hat. Aus diesem Grund ist es erforderlich, die Schwangere zur fetalen Echokardiographie in eine Abteilung für pränatale Diagnostik und Therapie zu überweisen. Die ersten Kontrollen der fetalen Echokardiographie sollten bereits in der 13. SSW erfolgen, da hier mit der transvaginalen Untersuchung nicht nur eine sehr gute sonoanatomische Beurteilung des Feten möglich ist, sondern auch die erste Beurteilung des fetalen Herzens. Weitere Kontrollen sollten dann in der 16. und der 21. SSW durchgeführt werden. Die Sicherheit zum Ausschluss oder der Diagnose einer Herzfehlbildung ist bei sehr erfahrenen Untersuchern (DEGUM II/III) sehr hoch. Beim Nachweis eines kindlichen Herzfehlers ist je nach Typ der Veränderung auch über eine genetische Diagnostik zu entscheiden.

In den letzten Jahren ist ein steter Anstieg von Schwangeren mit angeborenen Herzfehlern erkennbar. Ursachen dafür sind die erfolgreich durchgeführten operativen Korrekturen mit einer damit verbundenen höheren Lebensqualität der Frauen und der gleichzeitigen Abnahme von erworbenen Herzfehlern durch rheumatische Erkrankungen (2). Der Geburtshelfer, der die Schwangerschaft feststellt, muss grundsätzlich entscheiden, ob er die Frau in der Schwangerschaft allein weiterbetreut oder in Kooperation mit einem Zentrum, an dem auch der Kardiologe ansässig ist, der die kardiologische Überwachung übernehmen kann. Im Normalfall sollten herzkranke Frauen an einem Zentrum in der Schwangerschaft überwacht werden, das über ausreichend Erfahrungen in der Betreuung solcher Schwangeren verfügt.

In der Schwangerschaft kommt es zu physiologischen Veränderungen, die in der Regel von der gesunden Schwangeren problemlos toleriert werden, die die herzkranke Schwangere jedoch gefährden können. Es ist grundsätzlich davon auszugehen, dass sich in der Schwangerschaft die Zuordnung einer Herzerkrankung zu den NYHA-Klassen um einen Grad verschlechtert. Andererseits kann die Herzerkrankung auch den Schwangerschaftsverlauf erheblich beeinflussen (3).

Herzkranke Schwangere haben ein erhöhtes Risiko für einen Abort, für Frühgeburten, eine intrauterine Wachstumsretardierung, eine schwangerschaftsinduzierte Hypertonie mit Präeklampsie und HELLP-Syndrom sowie für Thrombosen und peripartale Blutungen. Die schwangerschaftsbedingten Veränderungen betreffen das Gesamtblutvolumen, die Herzfrequenz, das Herzzeitvolumen, den peripheren Gefäßwiderstand und den Blutdruck. Dadurch ist mit einer Beeinträchtigung der fetalen Entwicklung und der fetoplazentaren Versorgung zu rechnen, die die kindliche Entwicklung beeinflussen kann und deshalb besonderer Aufmerksamkeit bedarf. Ab der 24. SSW ist die wiederholte Doppleruntersuchung indiziert und ab der 28.–30. SSW die wiederholte CTG-Kontrolle bei den geburtshilflichen Konsultationen.

Ein besonderes Problem stellt in der Schwangerschaft die vorzeitige Wehentätigkeit bei drohender Frühgeburt dar. Bei der üblichen Therapie mit Beta-Mimetika (z. B. Fenoterol = Partusisten*) ist mit einer Tachykardie und einem Blutdruckabfall sowie mit einem erhöhten Risiko für ein Lungenödem zu rechnen, so dass mit größter Vorsicht vorzugehen ist. Als Alternativen bieten sich neben dem Einsatz von Magnesium die Gabe von Indometacin zur Hemmung der Prostaglandinsynthese an. Indometacingaben machen jedoch eine wiederholte Kontrolle der fetalen Zirkulation notwendig, da die Gefahr der Konstriktion des Ductus arteriosus mit pulmonaler Hypertonie besteht.

Eine gänzlich neue Therapiemöglichkeit für herzkranke Schwangere mit vorzeitiger Wehentätigkeit ist durch den Einsatz des Oxytocinantagonisten Atosiban (Tractocile*) gegeben. Der Vorteil dieser Substanz ist die fehlende Kreislaufbeeinflussung und die dadurch vermeidbare Tachykardie, die den Einsatz der Beta-Mimetika bei herzkranken Schwangeren problematisch macht.

Das erhöhte Thromboserisiko ist in der Schwangerschaft durch die Stauung in den unteren Extremitäten durch den wachsenden Uterus, einer Abnahme der fibrinolytischen Aktivität des Blutes und des Gefäßendothels und einer Zunahme des plasmatischen Gerinnungspotentials durch die größere Konzentration von Fibrinogen, Plasminogen und Antithrombin III bedingt. Besonders bei den Schwangeren mit einem hohen Thromboemboliersiko muss auf eine ausreichende Antikoagulation in der Schwangerschaft, unter der Geburt und im Wochenbett geachtet werden. Ein hohes Risiko für eine Thrombose besteht bei Schwangeren mit einem Klappenersatz, Zustand nach wiederholten Thromboembolien mit AT III-Mangel, Antiphospholipid-Antikörper-Syndrom und jenen Frauen, die außerhalb der Schwangerschaft eine Langzeittherapie mit oralen Antikoagulatien erhalten hatten. In der Schwangerschaft und im Wochenbett werden bevorzugt niedermolekulare Heparine (NMH) zum Einsatz kommen, unter der Geburt ist die Dauerinfusion mit unfraktioniertem Heparin wegen der besseren Steuerung sinnvoll. Da das Thromboserisiko postpartal besonders hoch ist, sollte die Antikoagulation in der Mehrzahl der Fälle bis zum Abschluss des Wochenbettes (6 Wochen) weitergeführt werden.

Für die Betreuung der herzkranken Schwangeren ist zu beachten, dass von einer besonderen kardialen Belastung zu verschiedenen Zeiten in der Schwangerschaft auszugehen ist. Solche Phasen der kardialen Belastung sind am Ende des II. Trimenons und dem Beginn des III. Trimenons, während der Geburt und unmittelbar nach der Geburt zu erwarten. Aus diesem Grunde müssen abhängig von der mütterlichen Herzleistung die Fragen nach der Notwendigkeit einer frühzeitigen Hospitalisation, der vorzeitigen Entbindung und dem Geburtsmodus im Team beraten werden.

Neben dem Kardiologen und dem Geburtshelfer sind der Anästhesist für die Fragen der Schmerzausschaltung und Narkose während der Entbindung, sowie der Neonatologe bei vorzeitigen Entbindungen wegen der kindlichen Unreife und bei bekanntem kindlichen Herzfehler auch der Kinderkardiologe in die Beratung einzubeziehen.

Die Vorbereitung und Durchführung der Entbindung bei Schwangeren mit beginnenden oder manifester Herzinsuffizienz erfordert ein gutes Zusammenspiel aller Fachdisziplinen. Zunächst erfolgt die Hospitalisation in der Klinik für Kardiologie mit aktueller Diagnostik wie EKG und Echokardiographie und eine engmaschige kindliche Kontrolle in der Geburtshilfe durch Kardiotokographie und Doppleruntersuchungen. Bei einer mütterlichen oder kindlichen Indikation zur Beendigung der Schwangerschaft muss vor der 33. SSW die Induktion der kindlichen Lungenreife durch Celestan*, 12 mg an zwei aufeinander folgenden Tagen durchgeführt werden. Die Entbindung durch Kaiserschnitt bietet die günstigsten planbaren Bedingungen. In Abstimmung mit der Klinik für Anästhesie erfolgt die Vorbereitung zur Operation auf der kardiologischen Intensivstation und die Festlegung des Anästhesieverfahrens.

Nach der Geburt des Kindes erfolgt die Rückverlegung auf die kardiologische Intensivstation und die weitere Überwachung der Patientin für 48–72 Stunden. In dieser Zeit droht durch die hämodynamische Umstellung noch die Gefahr einer kardialen Dekompensation. Erst bei stabiler kardialer Funktion erfolgt die Verlegung auf die Wochenstation.

Postoperativ wird die Uterustonisierung zur Atonieprophylaxe durch Oxytocininfusion über 6–8 Stunden durchgeführt. Nach etwa 3–4 Stunden wird die Thromboseprophylaxe mit einer Infusion von unfraktioniertem Heparin mit 250–350 E je Stunde begonnen und in den folgenden 6–8 Stunden auf die notwendige Dosis von 600–800 E gesteigert. Am folgenden Tag wird die Thromboseprophylaxe mit einer zweimaligen Gabe von niedermolekularem Heparin fortgesetzt. Diese Therapie wird dann bis zum Abschluss des Wochenbettes über 6 Wochen fortgesetzt und danach entschieden, ob die Antikoagulation oral fortgesetzt werden muss. Das Thromboserisiko ist im Wochenbett besonders groß (3, 4).

Die Endokarditisprophylaxe beginnt etwa eine Stunde vor der Operation und wird nach 6 Stunden wiederholt. Im Normalfall werden 2 g Ampicillin mit 600 mg Clindamycin kombiniert, um auch die anaeroben Keime der vaginalen Standortflora zu erfassen (5). Bei Patientinnen mit kompensierter Herzleistung wird in der Regel die vaginale Entbindung mit Erleichterung der Austreibungsperiode angestrebt. Abhängig von der mütterlichen und kindlichen Kondition kann der spontane Geburtsbeginn abgewartet werden.

Bei einer Indikation zur vorzeitigen Entbindung ohne spontane Wehentätigkeit erfolgt die Weheninduktion durch die vaginale Applikation von Prostaglandinpräparaten und/oder Oxytocininfusion. Die Kreißende sollte eine kontinuierliche EKG- und Pulsoxymetrie-Überwachung erhalten und das Kind eine durchgehende kardiotokographische Kontrolle. In der Eröffnungsperiode ist auf eine Linksseitenlage der Patientin zu achten, um ein Vena-cava-Kompressionssyndrom zu vermeiden. Die Peripherie wird in jeder Wehe mit einem Volumen von 300–500 ml belastet. Die Schmerzausschaltung kann durch Analgetika erfolgen, beim Einsatz von Regionalanästhesien sollten hypotone Phasen vermieden werden.

Die Austreibungsperiode wird der geburtshilflichen Situation entsprechend erleichtert. Wenn keine Regionalanästhesie besteht, ist die Leitungsanästhesie (Pudendusblock) die Methode der Wahl. Zur Erleichterung reicht in einem Teil der Fälle die Episiotomie, ansonsten kommen vaginal operative Verfahren zum Einsatz, also Vakuumextraktion oder Forcepsentbindung. Die Wahl des Entbindungsverfahrens ist klinikabhängig, beide Methoden können als gleichwertig angesehen werden. Da bei guter kindlicher Kondition keine Eile zur Geburtsbeendigung besteht, ist der Einsatz der Vakuumextraktion die Methode, der man den Vorzug geben sollte. Die Anwendung von Kautschukglocken ist besonders schonend für das Kind und diese sind deshalb den Metallglocken vorzuziehen. Bei Frühgeborenen ist zu Erleichterung der Austreibung auch der Einsatz der Spekulumentbindung oder die Anwendung einer Parallelzange (SHUTE) möglich.

Nach der Entbindung wird die Herzkranke unter kontinuierlicher Kontrolle von EKG, Blutdruck und Sauerstoffsättigung für wenigstens 4–6 Stunden im Kreißsaal überwacht. In Abhängigkeit vom Herzfehler wird die Entbundene auf eine kardiologische Intensivstation oder die Wochenstation verlegt.

Nach der Verlegung auf die Wöchnerinnenstation erfolgt für weitere 24–48 Stunden ein kontinuierliches Kreislaufmonitoring. In den ersten 48 Stunden vollzieht sich eine erhebliche Kreislaufumstellung, so dass in dieser Zeit noch ein erhöhtes Risiko für eine kardiale Dekompensation besteht. Erst nach etwa 4 Wochen ist mit einer Kreislaufsituation zu rechnen, die den Verhältnissen vor einer Schwangerschaft entspricht. Das Stillen ist in der Mehrzahl der Fälle uneingeschränkt möglich.

Eine peripartal begonnene Heparinisierung wird im Normalfall bis zur Beendigung des Wochenbettes über 6 Wochen fortgesetzt.

Die Betreuung von herzkranken Frauen in der Schwangerschaft erfordert spezielle Kenntnisse und Erfahrungen und erfolgt in enger Zusammenarbeit zwischen Geburtshelfer und Kardiologen sowie weiterer Fachkollegen.

Literatur

1. Presbitero P, Rabajoli F, Sommerville J (1995) Pregnancy in patients with congenital heart disease. Schweiz Med Wochenschr 125:311–315
2. Kaemmerer H, Schneider KTM, Niesert S, Hess J (1999) Schwangerschaft bei Frauen mit angeborenen Herzfehlern. Gynäkologe 32:377–385
3. Heilmann L, Rath W, v. Tempelhoff GF, Harenberg J, Breddin HK, Riess H, Schramm W (2002) Niedermolekulare Heparine in der Schwangerschaft. Dtsch Ärztebl 99:424–432
4. Heilmann, L, Rath W, v. Tempelhoff GF, Harenberg J, Breddin HK, Schramm W (2001) Die Anwendung von niedermolekularen Heparinen in der Schwangerschaft. Geburtsh u Frauenheilk 61:355–363
5. Dajani AS, Taubert KA (1997) Prevention of bacterial endocarditis: recommendations by the American Heart Association. JAMA 27:1794–1801

H. Kern
M. Schenk
C. D. Spies
W. J. Kox

Peripartales Management herzkranker Frauen aus anästhesiologischer Sicht

Anesthetic management of the pregnant cardiac patient

■ **Summary** The problem of obstetric anesthesia in patients suffering from severe heart disease is reflected by the lack of controlled prospective studies. In the literature, only case reports and recommendations in textbooks of obstetric anesthesia exist. Written protocols or standard procedures made by the anesthetic societies are not available for this specific patient group. The presented article summarizes the common techniques for obstetric anesthesia. Following, the specific pathophysiological changes of the most common congenital or acquired heart diseases in pregnancy and the therapeutical aims during delivery are discussed. Afterwards, specific anesthetic recommendations will be developed for each of the presented heart defects. Concomittantly, the standard procedures for the pregnant cardiac patient developed by our center will be presented in detail. A close cooperation between obstetricians, cardiologists, anesthesists, and neonatologists is inevitable for the effort to reduce the increased mortality and morbidity of mother and child in the presence of severe heart disease during pregnancy. Therefore, the pregnant cardiac patient should be transferred as early as possible to a center of excellence due to the need for expertise in this uncommon state of disease.

■ **Key words** Cardiac disease – pregnancy – anesthesia – risk

■ **Zusammenfassung** Die Schwierigkeit der peripartalen Narkoseführung bei Schwangeren mit schwerwiegenden angeborenen oder erworbenen Herzerkrankungen spiegelt sich am mangelnden Vorliegen von wissenschaftlichen Arbeiten wider. In der Literatur überwiegen Kasuistiken bzw. Spezialkapitel in Lehrbüchern der geburtshilflichen Anästhesie. Verbindliche Richtlinien oder Standards der anästhesiologischen Fachgesellschaften für dieses spezielle Krankengut liegen bisher nicht vor. In der vorliegenden Arbeit werden nach Beschreibung des allgemeinen anästhesiologischen Managements in der Geburtshilfe die pathophysiologischen Besonderheiten der häufigsten Herzerkrankungen vorgestellt. Anhand dieser Überlegungen werden für die beschriebenen Herzerkrankungen die aus unserer Sicht zu präferierenden anästhesiologischen Techniken benannt. Darüberhinaus werden die in unserem Zentrum entwickelten Standards für das anästhesiologische Management dieser Risikopatientinnen vorgestellt. Durch eine enge interdisziplinäre Zusammenarbeit zwischen Geburtshelfern, Kardiologen, Anästhesisten und Neonatologen kann der erhöhten mütterlichen und kindlichen Morbidität und Mortalität peripartum Rechnung getragen

---

Priv.-Doz. Dr. med. Hartmut Kern (✉)
Dr. med. Michael Schenk
Prof. Dr. med. Claudia D. Spies
Prof. Dr. Dr. med. Wolfgang J. Kox
Klinik für Anästhesiologie
und operative Intensivmedizin
Univ.-Klinikum Charité Campus Mitte
Schumannstr. 20/21
10117 Berlin, Germany
Tel.: 0 30 / 4 50 53 10 12
Fax: 0 30 / 4 50 53 19 11
E-Mail: hartmut.kern@charite.de

werden. Aufgrund der erforderlichen Expertise bei einer insgesamt geringen Inzidenz in der Bevölkerung sollten diese Patientinnen frühzeitig in ein spezialisiertes Zentrum überwiesen werden.

■ Schlüsselwörter

Herzerkrankung – Schwangerschaft – Anästhesie – Risiko

Einleitung

Das peripartale anästhesiologische Management erfolgt in Absprache mit dem Geburtshelfer nach der für die Mutter und das ungeborene Kind sichersten Methode. Bei einer geplanten primär vaginalen Geburt, bei der die aktive Mitarbeit der Gebärenden in der Regel erwünscht ist, kommt die Periduralanästhesie bzw. die kombinierte Spinal-/Periduralanästhesie zum Einsatz. Bei einer elektiven Sectio caesarea ist neben diesen beiden Anästhesieverfahren noch die Spinalanästhesie und die Intubationsnarkose möglich.

Der Vorteil der Regionalanästhesieverfahren stellt zum einen die Möglichkeit für Mutter und Vater dar, den Geburtsvorgang mitzuerleben, zum anderen ist für die Mutter eine suffiziente Schmerztherapie postpartal möglich ohne die Applikation höherer Dosen an systemisch wirksamen Opioiden. Eine suffiziente Analgesie bei der Wöchnerin beeinflusst nicht nur die Patientenzufriedenheit positiv, sondern auch die Möglichkeit der Zuwendung zum Neugeborenen und das Stillverhalten [1]. Eine frühzeitige Mobilisation der Wöchnerin wird unterstützt [2], was zur Vermeidung einer Lungenembolie, die mit 12–25% die häufigste peripartale Todesursache darstellt [3], sinnvoll ist. Darüberhinaus wird bei der Schwangeren eine Intubation mit der erhöhten Gefahr einer Aspiration bzw. einer Hypoxämie für Mutter und Kind nicht erforderlich. Je nach Literatur beträgt die Inzidenz einer unmöglichen Intubation bei Schwangeren 0,05 bis 0,35%, die Inzidenz einer unmöglichen Intubation in Kombination mit einer unmöglichen Maskenbeatmung mit nachfolgender Hypoxämie beträgt 0,0001 bis 0,02% [4]. Das Aspirationsrisiko bei Schwangeren, historisch mitverantwortlich für die erhöhte Rate von Todesfällen peripartal, tritt nach neuesten Studien mit einer Inzidenz bis 1:900 auf, wobei die Letalität in diesen Studien gegen Null geht [5]. Insgesamt wird das Mortalitätsrisiko bei Schwangeren unter Allgemeinanästhesie mit 32 auf 1 Millionen Narkosen angegeben im Vergleich zu einem Mortalitätsrisiko unter Regionalanästhesie von 1,9 auf 1 Millionen Narkosen [6, 7]. Diesen Ergebnissen folgend wurde in unserer Klinik während der letzten 10 Jahre der Anteil der Regionalanästhesie zur Section Caesarea bis zum Jahr 2000 auf über 75% angehoben. Die Sectiones (primäre und sekundäre) wurden zu 44% in Periduralanästhesie, 31% in Spinalanästhesie und 25% in Allgemeinanästhesie durchgeführt (vgl. Abb. 1). Damit wurde die Häufigkeit der Anwendung von Regionalanästhesie in Kanada von über 90% in der geburtshilflichen Anästhesie noch nicht erreicht [8], dennoch hält die Rate von 75% Regionalanästhesie auch internationalen Standards stand. Hierbei ist zu bedenken, dass unsere Institution ein Peripartalzentrum mit einem ho-

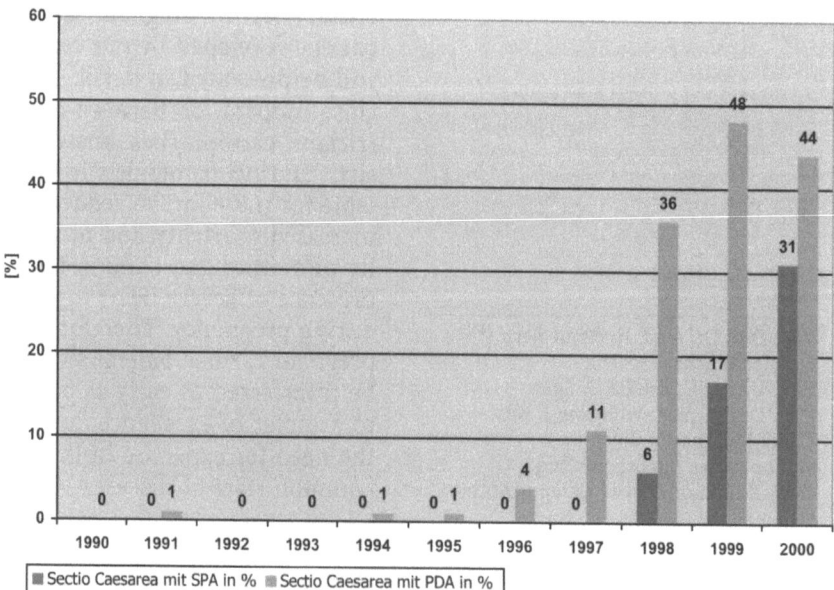

Abb. 1 Regionalanästhesie-Verfahren zur Sectio Caesarea 1990–2000 an der UK Charité, Campus Mitte

hen Anteil an Risikoschwangerschaften ist. Als hauptsächliche Nachteile der Regionalanästhesie- Verfahren sind die Voraussetzung einer intakten plasmatischen und thrombozytären Gerinnung zur Vermeidung eines intrathekalen Hämatoms mit drohender Querschnittssymptomatik sowie die erforderliche aktive Mitarbeit der Gebärenden zu nennen. Darüberhinaus wird durch die segmentale Sympathikolyse ein Abfall des systemisch vaskulären Widerstandes erzielt und in Einzelfällen durch Blockierung der Nn. accelerantes die Herzfrequenzvariabilität beeinträchtigt. In absoluten Notfallindikationen für eine Sectio caesarea (Cito-Sectio) stellt allerdings die Intubationsnarkose immer noch das schnellstverfügbare Anästhesieverfahren dar. Darüberhinaus steht bei intubierten kardialen Risikopatientinnen die transösophageale Echokardiographie zur intraoperativen Diagnosesicherung und Therapiesteuerung zur Verfügung.

Die Schwierigkeit der peripartalen Narkoseführung bei Schwangeren mit schwerwiegenden angeborenen oder erworbenen Herzerkrankungen spiegelt sich am mangelnden Vorliegen von wissenschaftlichen Arbeiten wider. In der Literatur überwiegen Kasuistiken bzw. Spezialkapitel in Lehrbüchern der geburtshilflichen Anästhesie [4, 9, 10]. Verbindliche Richtlinien oder Standards der anästhesiologischen Fachgesellschaften für dieses spezielle Krankengut liegen bisher nicht vor. Die bereits zitierte kanadische Studie zeigt, dass im Vergleich zu über 90% Regionalanästhesieverfahren bei gesunden Schwangeren zur elektiven Sectio caesarea bei Patientinnen mit schwerer Aortenklappenstenose, definiert mit einer Öffnungsfläche unter $1\,cm^2$, in universitären Krankenhäusern in 42% und in nichtuniversitären Einrichtungen in 23% mittels Regionalanästhesieverfahren entbunden wird [8].

Anästhesierelevante peripartale Herzerkrankungen

Nachfolgend werden die anästhesierelevanten hämodynamischen Zielgrößen bei den wichtigsten peripartalen Herzerkrankungen wie Mitral- und Aortenklappenvitien, peripartaler Kardiomyopathie, hypertropher obstruktiver Kardiomyopathie sowie kongenitalen Vitien beschrieben. Die Kenntnis der Pathophysiologie ist für den betreuenden Anästhesisten essentiell.

Mitralklappenstenose

Die hämodynamische Situation bei relevanter Mitralklappenstenose (Mitralklappenöffnungsfläche $<1{,}0\text{--}1{,}5\,cm^2$), die weltweit die häufigste Klappenerkrankungen der Schwangeren darstellt [11], ist durch die mechanisch bedingte Fixierung des Herzzeitvolumens (HZV) sowie durch die chronische pulmonalvenöse Stauung gekennzeichnet [12]. Dementsprechend ist aus anästhesiologischer Sicht besonders auf eine Senkung der Herzfrequenz bevorzugt mittels β-Blockade, auf die aggessive Beibehaltung eines Sinusrhythmus mit entsprechender Therapie bis hin zur elektrischen Kardioversion, der Aufrechterhaltung einer ausreichenden Vorlast (Preload) unter besonderer Berücksichtigung eines möglichen Cava-Kompressions-Syndroms, der Vermeidung von Zuständen, die zu einem Anstieg des pulmonalvaskulären Widerstandes führen (z. B. Hypoxie, Azidose, Hyperkapnie, Schmerz) sowie der Beibehaltung eines ausreichenden systemisch vaskulären Widerstandes [13] zu achten. Bei Schwangeren mit schwerer Mitralklappenstenose hat sich aus diesen Gründen in unserer Klinik die indizierte Entbindung mittels Sectio caesarea in Intubationsnarkose und erweitertem hämodynamischen Monitoring bewährt.

Mitralklappeninsuffizienz

Die Mitralklappeninsuffizienz ist aufgrund des Regurgitationsvolumens gekennzeichnet durch eine systolische Druck- und Volumenbelastung des linken Vorhofs und des vorgeschalteten pulmonalvenösen Stromgebietes sowie durch eine Volumenbelastung des linken Ventrikels. Das anästhesiologische Therapieprinzip besteht in einer effektiven Nachlastsenkung, der Beibehaltung eines leicht frequenzerhöhten Sinusrhythmus, der Aufrechterhaltung eines ausreichenden intravasalen Füllungsvolumens sowie in der Vermeidung einer Zunahme des pulmonalvaskulären Widerstandes [10]. Insbesondere wegen des gewünschten Abfall des systemisch vaskulären Widerstandes (SVR) ist eine Periduralanästhesie sowohl zur vaginalen Geburtserleichterung wie auch zur elektiven Sectio caesarea zu bevorzugen. Allerdings ist auf einen ausreichenden arteriellen Mitteldruck zu achten zur Aufrechterhaltung der uteroplazentaren Perfusion.

Aortenklappenstenose

Die schwere Aortenklappenstenose (Klappenöffnungsfläche $<0{,}75\text{--}1{,}0\,cm^2$) ist neben der reinen Druckbelastung für den linken Ventrikel vor allem durch eine eingeschränkte Koronarreserve bestimmt, die bedingt ist zum einen durch einen vermehrten myokardialen Sauerstoffbedarf aufgrund der konzentrischen Myokardhypertrophie, der vermehrten Hubarbeit und der erhöhten Wandspannung und zum anderen durch eine Abnahme des effektiven koronaren Perfusionsgradienten [12]. Peripartal ist bei Schwangeren mit schwerer Aortenklappenstenose ein bradykarder Sinusrhythmus für eine adäquate diastolische Koronarperfusion, ein ausreichendes intravasales Füllungsvolumen und ein möglichst unveränderter SVR zur Aufrechterhaltung eines adäquaten Koronarperfusionsdruckes beizubehalten [13]. Bei schwangeren Patientinnen mit schwerer Aortenklappenstenose hat sich aus diesen Gründen in unserer Klinik die indizierte Entbindung mittels Sectio caesarea in Intubationsnarkose und erweitertem hämodynamischen Monitoring bewährt.

Aortenklappeninsuffizienz

Bei der Aortenklappeninsuffizienz ist aufgrund der chronischen Volumenbelastung des linke Ventrikels vor allem aus anästhesiologischer Sicht auf eine ausreichende Nachlastsenkung, eine ausreichende intravasale Füllung und die Beibehaltung eines leicht tachykarden Sinusrhythmus zu achten. Das anästhesiologische Vorgehen entspricht dem bei Mitralklappeninsuffizienz.

Peripartale Kardiomyopathie

Die peripartale Kardiomyopathie stellt zwar mit einer Inzidenz von 1:1500 bis 1:15 000 der Lebendgeburten eine seltene, aber aufgrund der hohen mütterlichen und fetalen Mortalitätsrate von 25-50% eine dramatische peripartale Herzerkrankung dar [14]. Die Ätiologie ist derzeit unklar, die peripartale Kardiomyopathie stellt somit zur Zeit nur eine Ausschlussdiagnose dar [12]. Aufgrund der dramatischen Einschränkung der linksventrikulären Funktion ist eine indizierte Sectio caesarea in Intubationsnarkose unter maximalem hämodynamischen Monitoring indiziert. Bereits präoperativ kann der Einsatz von Katecholaminen und Phosphodiesterase-III-Hemmern erforderlich sein. Neben der Beibehaltung eines Sinusrhythmus und der Vermeidung eines Anstiegs des SVR steht vor allem die Optimierung des intravasalen Füllungszustandes unter invasivem hämodynamischen Monitorings bereits vor Beginn der Anästhesie im Vordergrund. Der Einsatz von mechanischen Unterstützungssystemen wie einer intraaortalen Gegenpulsation (IABP) sowie die Verfügbarkeit einer Kardiochirurgie für den Einsatz von ggf. implantierbaren linksventrikulären Unterstützungssystemen (LVAD) kann im Einzelfall aufgrund der Befundkonstellation sinnvoll sein.

Hypertrophe obstruktive Kardiomyopathie (HOCM)

Bei der HOCM steht die dynamische Ausflusstraktobstruktion im Vordergrund, die verstärkt wird durch Vor- und Nachlastsenkung sowie positive Inotropie. Unabhängig vom Druckgradienten über die Obstruktion besteht eine rhythmogene Gefährdung mit einer jährlichen Letalität von 1-3% [12]. Die Narkoseführung sollte entsprechend der bei der schweren Aortenklappenstenose aufgeführten hämodynamischen Grundsätze durchgeführt werden. Besonders bei einer während der Schwangerschaft aufgetretenen Dekompensation ist eine positive Inotropie sowie ein Abfall des intravasalen Füllungsvolumens und des SVR dringend zu vermeiden [13]. In diesen Fällen hat sich eine Allgemeinanästhesie unter invasivem hämodynamischen Monitoring und einer intraoperativen transösophagealen Echokardiographie besonders bewährt.

Kongenitale Vitien

Aufgrund der optimierten präpartalen Diagnostik in Verbindung mit den gebesserten interventionellen und chirurgischen Therapiemöglichkeiten erreichen über 90% der Patientinnen mit angeborenen Herzfehlern das Erwachsenenalter in einer guten Lebensqualität [15]. Der Wunsch nach eigenen Kindern ist vielfach integraler Bestandteil dieser Lebensqualität. Problematisch bei der Betrachtung dieser Patientinnen ist, dass unter dem Begriff der kongenitalen Vitien etwa 90 verschiedene Einzelerkrankungen von einer bedeutungslosen Anomalie bis hin zu komplexen zyanotischen Vitien zusammengefasst werden. Dementsprechend ist es nicht sinnvoll, eine allgemeine anästhesiologische Therapieempfehlung zu geben. Das peripartale anästhesiologische Management muss sich vielmehr individuell nach dem Schweregrad des zugrunde liegenden Herzfehlers richten. Insbesondere bei komplexen Vitien ist die Konsultation eines Kinderkardiologen bzw. eines mit der Besonderheit von angeborenen Vitien vertrauten Kardiologen anzustreben. Die Grundsätze des anästhesiologischen Management sollte das Aufrechterhalten eines Sinusrhythmus, eines adäquaten Volumenstatus und peripheren Widerstandes sowie das Vermeiden von Zuständen umfassen, die zu einem Anstieg des pulmonalvaskulären Widerstandes führen. Insbesondere die Patientinnen mit zyanotischen Vitien sind angewiesen auf eine ausreichende Anzahl von Sauerstoffträgern, d. h. auf einen für das jeweilige Vitium adäquaten Hämatokrit.

Peripartales Managment herzkranker Frauen

Bei erworbener oder angeborener Herzerkrankung ist bei bestehendem Kinderwunsch eine frühzeitige Konsultation des behandelnden Kardiologen sinnvoll. Da zum einen aus Gründen mangelnder Patientencompliance zum anderen aus allgemein organisatorischen Gründen diese vorausschauende Konsultation in vielen Fällen nicht durchgeführt wird, muss ein schlüssiges Konzept erstellt werden, um bei bereits fortgeschrittener Schwangerschaft der erhöhten peripartalen Sterblichkeit von Mutter und Kind Rechnung zu tragen. Essentiell hierbei ist eine enge interdisziplinäre Zusammenarbeit zwischen behandelnden Geburtshelfern, Kardiologen, Anästhesisten und Neonatologen. Bei geplanter Entbindung einer Schwangeren mit einer schwerwiegenden Herzerkrankung ist eine elektive präoperative Aufnahme auf einer spezialisierten Intensivstation sinnvoll zum Anlegen eines invasiven Monitorings und ggf. zum präoperativen Optimieren des intravasalen Volumenstatus. Die Narkose für die operative Entbindung sollte durch möglichst in der Geburtshilfe und Kardioanästhesie erfahrene Anästhesisten durchgeführt werden. Dabei hat sich bewährt, dass ein Anästhesist für die geburtshilfliche Narkoseführung, ein anderer für die Überwachung und Therapie der Hämodynamik zuständig ist. Nach erfolgter Entbindung sollte die Patientin mit vollständigem Monitoring auf die Intensivstation zurückverlegt werden. Die Dauer der intensivstationären Behandlung ist abhängig von der Umstellung der schwangerschaftsbedingten Veränderung der Volumenverteilung und allgemeinen Hämodynamik. Die Patientinnen sollten die Möglichkeit für ein Rooming-in ihrer Neugeborenen haben, um Störungen der Mutter-Kind-Beziehung zu vermeiden.

Perioperatives Monitoring

Die präoperative Anlage eines dem Schweregrad der Herzerkrankung Rechnung tragenden erweiterten hämodynamischen Monitorings ist bei diesen Patientinnen unabhängig vom gewählten Anästhesieverfahren [16]. Zwingend sind ein 5-Kanal-EKG mit automatischer ST-Segmentanalyse zur Ischämiedetektion, eine Pulsoximetrie, die Anlage einer direkten arteriellen Blutdruckmessung bevorzugt an A. radialis der nichtdominanten Hand, die Anlage eines zentralen Venenkatheters und bei Indikation auch eines Pulmonalarterienkatheters sowie die Bereitstellung von Notfallmedikamenten, eines Defibrillator sowie eines transthorakalen und eines transvenösen Herzschrittmachers. Eine Intubationsnarkose ermöglicht darüber hinaus eine Kapnographie sowie die Überwachung mittels transösophagealer Echokardiographie. Bei Verzicht auf ein Pulmonalarterienkatheter und der Echokardiographie kann zur groben Abschätzung des präoperativen Volumenstatus die sogenannte „systolic pressure variation" genutzt werden, d.h. dass große beatmungsabhängige Schwankungen in der Blutdruckamplitude eine biventrikuläre Volumenabhängigkeit reflektieren [17]. Die Anlage eines Pulmonalarterienkatheters (PAK) ist insbesondere bei Schwangeren mit vorbestehendem pulmonalen Hypertonus sowie mit einer eingeschränkter linksventrikulären Ejektionsfraktion von unter 30% indiziert. Bei PAK-Anlage empfielt sich ein Katheter mit kontinuierlicher oxymetrischer Messung der gemischt-venösen Sättigung. Bei herzchirurgischen Patienten mit anhand der NYHA- und ASA-Klassifikation erkennbarem hohen Risiko konnte gezeigt werden, dass in 57% eine Änderung der Therapie allein durch die Daten der gemischt-venösen Sättigung erfolgte [18].

Praktische Durchführung einer Periduralanästhesie zur Sectio caesarea bei herzkranken Schwangeren [19]

Die Anlage eines Periduralkatheters bei herzkranken Schwangeren erfolgt in der Regel über den medianen Zugang auf Höhe des 3./4. lumbalen Wirbelköpers (LWK), alternativ auf Höhe des 2./3. LWK. Nach Desinfektion sowie Haut- und Stichkanalinfiltration mit Lidocain 1% erfolgt das Einbringen des Periduralkatheters auf ca. 3 cm in den Periduralraum nach der Widerstandsverlusttechnik. Zunächst wird eine Testdosis von 15 mg Ropivacain 0,75% (entsprechend 2 ml) appliziert, nach 5 Minuten ohne Zeichen für eine intrathekale oder intravasale Applikation erfolgt die Gabe von 10 µg Sufentanil epidural. Anschließend erfolgt die fraktionierte Gabe von maximal 135 mg Ropivacain 0,75% (18 ml) in Dosierungsschritten von 15 mg (2 ml). Die durch die segmentale Sympathikolyse erfolgte Senkung des peripheren Widerstandes sollte durch Ephedrin oder falls nicht ausreichend durch Noradrenalin in fraktionierten Boli von 10 µg antagonisiert werden. Nach 15 Minuten erfolgt die Austestung des sensiblen Niveaus, das sich kranial bis Th 3/4 ausdehnen sollte.

Praktische Durchführung einer Allgemeinanästhesie bei einer herzkranken Schwangeren [19]

Eine Intubationsnarkose wie auch eine Regionalanästhesie zur Sectio caearea bei einer herzkranken Schwangeren sollte nur in Gegenwart eines Geburtshelfers und eines Neonatologen erfolgen. Zur Aspirationsprophylaxe hat sich die präoperative orale Gabe von 30 ml 0,3 molarer Natriumcitrat-Lösung in Kombination mit der parenteralen Applikation von 50 mg Ranitidin und 10 mg Metoclopramid bewährt. Nach ausreichender Präoxygenierung erfolgt eine modifizierte Ileuseinleitung. Nach parenteraler Gabe von 1-2 mg Midazolam, 2-5 µg/kg Körpergewicht Fentanyl sowie 0,1-0,2 mg/kg Etomidate und 1-1,5 mg/kg Succinylcholin erfolgt ohne Zwischenbeatmung die Intubation mit einem Magilltubus von 7-7,5 mm Innendurchmesser. Die Narkoseaufrechterhaltung wird lachgasfrei vorzugsweise mit 0,6-1,5 Volumen% Sevofluran [20] durchgeführt unter Supplementierung mit Fentanylbolusgaben à 2-5 µg/kg. Nach Operationsende wird angestrebt die Patientin zu extubieren und mit erweitertem hämodynamischen Monitoring zur Weiterbehandlung auf die Intensivstation zurückzuverlegen.

Die zur elektiven Sectio caesarea bei herzgesunden favorisierte Spinalanästhesie hat sich nach unserer Erfahrung für die herzkranke Schwangere als Routineverfahren nicht bewährt. Die Spinalanästhesie kann auch bei herzkranken Schwangeren mit guter kardiopulmonaler Kompensation durchgeführt werden, wenn die im Vergleich zur Periduralanästhesie oftmals drastisch einsetzende Sympathikolyse mit plötzlichen Volumenverschiebungen in die abhängigen Kapazitätsgefäße bei Abfall des peripheren Gefäßwiderstandes mit konsekutiver Hypotonie durch prophylaktische Applikation von Ephedrin bzw. Noradrenalin antagonisiert werden kann. Aufgrund der erschwerten Steuerbarkeit wird in unserer Klinik bei diesen Patientinnen bei Indikation zu einem Regionalanästhesieverfahren ausschließlich eine Periduralanästhesie durchgeführt.

Hämodynamische Therapieoptionen

Eine Tachykardie sollte besonders bei Stenosevitien aggressiv mittels β-Blocker, Amiodaron bzw. elektrischer Kardioversion behandelt werden. Bradykardien lassen sich medikamentös mit Atropin oder Orciprenalin erfahrungsgemäß gut therapieren, ggf. muss ein passagerer Schrittmacher transvenös bzw. transthorakal angewendet werden. Eine Erniedrigung des systemischen Widerstandes (SVR) sollte mit Ephedrin bzw. Noradrenalin, eine Erhöhung des SVR mit Urapidil oder Natrium-Nitroprussid antagonisiert werden. Eine isolierte Erhöhung des pulmonalvaskulären Widerstandes kann mit Enoximon, Prostacyclin oder NO-Inhalation behandelt werden. Beim linksventrikulären low-output Syndrom hat sich die Gabe von Adrenalin, Dobutamin und Enoximon auch in Kombination bewährt. Darüberhinaus sollte der Einsatz einer intraaortalen Gegenpulsation (IABP) und in ausgewählten Fällen bei Verfügbarkeit einer Kardiochirurgie die Implantation eines passageren oder permanenten Ventrikelersatzes (LVAD) erwogen werden.

Schlussfolgerung

Die herzkranke Schwangere ist durch eine erhöhte mütterliche und kindliche Morbidität und Mortalität peripartum gekennzeichnet. Aufgrund der erforderlichen Expertise bei einer insgesamt geringen Inzidenz in der Bevölkerung sollten diese Patientinnen frühzeitig in ein spezialisiertes Zentrum überwiesen werden. Durch eine enge interdisziplinäre Zusammenarbeit zwischen Geburtshelfern, Kardiologen, Anästhesisten und Neonatologen kann diesem erhöhten Risiko Rechnung getragen werden.

Literatur

1. Hirose M, Hara Y, Hosokawa T, Tanaka-Hirose M (1996) The effect of postoperative analgesia with continuous epidural bupivacaine after cesarean section on the amount of breast feeding and infant weight gain. Anesth Analg 82:1166-1169
2. Cohen SE, Woods WA (1983) The role of epidural morphine in the postcesarean patient: efficacy and effects on bonding. Anesthesiology 58: 500-504
3. Franks AL, Atrash HK, Lawson HW, Colberg KS (1990) Obstetrical pulmonary embolism mortality, United States 1970-1985. Am J Public Health 80:720-722
4. Chestnut D (1999) Obstetric anesthesia, principles and practice, 2nd. Edition, Mosby Inc
5. Schneck H, v Hundelshausen B, Wagner R, Scheller M, Kochs E (1999) Prophylaxe des geburtshilflichen Säureaspirationssyndroms in der Bundesrepublik Deutschland 1997. AINS 34:204-213
6. Hawkins JL, Koonin LM, Palmer SK, Gibbs CP (1997) Anesthesia-related deaths during obstetric delivery in the United States, 1979-1990. Anesthesiology 86:277-284
7. Turnbull A, Tindall VR, Beard RW, Robson G, Dawson IM, Cloake EP, Ashley JS, Botting B (1989) Report on confidential enquiries into maternal deaths in England and Wales 1982-1984. Rep Health Soc Subj (Lond) 34:1-166
8. Breen TW, McNeil T, Dierenfield L (2000) Obstetric anesthesia practice in Canada. Can J Anesth 47(12): 1230-1242
9. Tay MS, Ong BC, Tan SA (1999) Cesarean section in a mother with uncorrected congenital coronary to pulmonary artery fistula. Can J Anesth 46(4):368-371

10. Mangano DT (1993) Anesthesia for the pregnant cardiac patient. In: Shnider SM, Levinson G. Anesthesia for Obstetrics, 3rd Edition, Williams & Wilkins, pp 485–523
11. Weiss RN, Rhomberg P, Fehr S et al (1999) Pregnant patients with mitral valve stenosis 1989–1998. Proceedings of the 6th Congress of the European Society of Obstetric Anaesthesiology, Dublin
12. Stangl V, Baumann G, Stangl K (2001) Schwangerschaftsrisiken bei erworbenen Herzerkrankungen. Z Kardiol 90(Suppl 4):IV16–IV29
13. Camann WR, Thornhill ML (1999) Cardiovascular Disease. In: Chestnut DH. Obstetric Anesthesia, Principles and Practice, 2nd Edition, Mosby Inc, pp 776–808
14. Sliwa K, Skudicky D, Bergmann A, Candy G, Puren A, Sareli P (2000) Peripartum cardiomyopathy: analysis of clinical outcome, left ventricular function, plasma levels of cytokines and Fas/APO-1. J Am Coll Cardiol 35:701–705
15. Köhler F, Fotuhi P, Baumann G (2001) Schwangerschaft und angeborene Herzfehler. Z Kardiol 90(Suppl 4):IV30–IV35
16. Kohler P (1998) Arbeitsplatz Anästhesie und Intensivmedizin – heute und morgen. AINS 33(Suppl I):3–21
17. Michard F, Teboul JL (2000) Respiratory changes in arterial pressure in mechanically ventilated patients. In: Vincent J-L: Yearbook of Intensive Care and Emergency Medicine. Springer, Berlin, pp 696–704
18. Vedrinne C, Bastien O, De Varax R, Blanc P, Durand PG, Du Gr B, Bouvier H, Saroul C, Lehot JJ (1997) Predictive factors for usefulness of fiberoptic pulmonary artery cather for continuous oxygen saturation in mixed venous blood monitoring in cardiac surgery. Anesth Analg 85:2–10
19. Kox W, Spies C (2003) Check-up Anästhesiologie. Springer, Berlin Heidelberg New York
20. Olthoff D, Rohrbach A (1998) Sevofluran in der geburtshilflichen Anästhesie. Anaesthesist 47:63–69

If you have any concerns about our products,
you can contact us on
ProductSafety@springernature.com

In case Publisher is established outside the EU,
the EU authorized representative is:
**Springer Nature Customer Service Center GmbH
Europaplatz 3, 69115 Heidelberg, Germany**

Printed by Libri Plureos GmbH
in Hamburg, Germany